Der Sekundenherztod

mit besonderer Berücksichtigung des Herzkammerflimmerns

Von

Professor Dr. H. E. Hering

Geheimer Medizinalrat, Direktor des Pathologisch-Physiologischen Institutes der Akademie für praktische Medizin in Cöln

Mit 3 Textfiguren

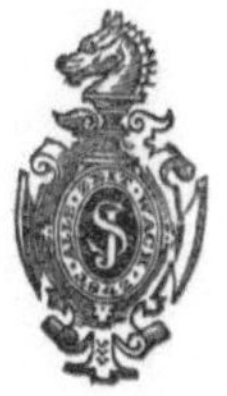

Springer-Verlag Berlin Heidelberg GmbH

1917

Copyright by Springer-Verlag Berlin Heidelberg 1917.
Ursprünglich erschienen bei Julius Springer in Berlin 1917.
ISBN 978-3-662-32507-0   ISBN 978-3-662-33334-1 (eBook)
DOI 10.1007/978-3-662-33334-1

Meinem Vater und besten Lehrer

gewidmet

zu seinem 83. Geburtstage

Vorwort.

Nachdem ich im Jahre 1894 beim Experiment die Erfahrung gemacht hatte, daß eine der plötzlichsten Todesarten der Tod durch Herzkammerflimmern ist, habe ich in Zusammenhang mit meinen experimentellen und klinischen Herzstudien dieser Todesart ständig mein Interesse zugewendet und dieses auch in verschiedenen Mitteilungen zum Ausdruck gebracht.

Die seitdem erzielten Fortschritte in der Erkenntnis des Wesens des Herzkammerflimmerns und seines Zustandekommens, die Möglichkeit, das Herzkammerflimmern mit Hilfe der elektrographischen Methode auch beim Menschen nachweisen zu können, wie nicht minder die allmählich zunehmenden, bestätigenden Äußerungen über die Bedeutung des Herzkammerflimmerns für die Erklärung vieler ganz plötzlicher Todesfälle haben mich jetzt bestimmt, unser Wissen und unsere Ansichten auf diesem Gebiete in Zusammenhang darzustellen, zumal das Vertrautsein der Ärzte mit jener Todesart aus verschiedenen im folgenden gestreiften Gründen noch ein relativ geringes ist. — Der enge Zusammenhang des behandelten Gegenstandes mit den verschiedensten den Tod betreffenden Fragen veranlaßten mich auch auf die Begriffe der Plötzlichkeit des Todes, der Sterbedauer, des klinisch feststellbaren Todes, des Herztodes vom klinischen und vom pathologisch-anatomischen Standpunkte, des Todeskoeffizienten und der Todesart in aller Kürze einzugehen, um sie ihrem Inhalt und Umfang nach, soweit es nötig schien, zu umgrenzen.

In der Hoffnung, daß mir diese Kapitel, wie auch die folgenden über die Geschichte der Beobachtungen des Herzkammerflimmerns, über sein Wesen, seine Folgen, seine auslösenden und disponierenden Koeffizienten, sein Vorkommen beim Menschen, seine klinische, pathologisch-anatomische und forensische Bedeutung usw. einigermaßen gelungen sind, übergebe ich diesen in seiner Art wohl noch nicht vorliegenden Versuch der medizinischen Öffentlichkeit mit der Bitte um nachsichtige Beurteilung.

Sollte er das entsprechende Interesse der Ärzte finden, dann beabsichtige ich die nächste Auflage mit mehr Abbildungen zu versehen und auch noch eingehender zu bearbeiten, als es mir in dieser die verschiedensten Einschränkungen mit sich bringenden Kriegszeit möglich ist.

Dem bekannten Verleger, Herrn Julius Springer, danke ich herzlichst für das mir bewiesene Entgegenkommen.

Köln, Juli 1917.

H. E. Hering.

Inhaltsverzeichnis.

                      Seite

1. Der Begriff der Plötzlichkeit des Todes und der Sterbedauer . .   1
2. Der Begriff des klinisch feststellbaren Todes   4
3. Der Begriff des Herztodes vom klinischen und vom pathologisch-anatomischen Standpunkte.   6
4. Über die Begriffe Todeskoeffizient (Todesursache) und Todesart   9
5. Über die Art, wie das Herz beim Sekundenherztode versagen kann   11
6. Zur Geschichte der Beobachtungen des Herzkammerflimmerns und seiner Bezeichnungsweise 16
7. Über das Wesen des Herzkammerflimmerns 21
8. Über die Folgen des Herzkammerflimmerns 26
9. Über die auslösenden und disponierenden Koeffizienten des Herzkammerflimmerns. 28
10. Über die Orte der heterotopen Reizbildung beim Herzkammerflimmern 37
11. Über die Beziehungen des Herzvorhofflimmerns zum Herzkammerflimmern 40
12. Über das Vorkommen von Herzkammerflimmern beim Menschen 44
13. Über die bis jetzt vorliegenden Angaben, daß plötzliche Todesfälle beim Menschen auf Herzkammerflimmern beruhen könnten . . . 52
14. Über die klinische Bedeutung des Herzkammerflimmerns 57
15. Über die bekannten Möglichkeiten, die flimmernden Herzkammern wieder zu geordnetem Schlagen zu bringen 60
16. Über die Bedeutung des Herzkammerflimmerns für die pathologische Anatomie. 64
17. Zur forensischen Bedeutung des Herzkammerflimmertodes . . . 73
18. Über den Sekundentod durch plötzliches Versagen eines anderen Organes als des Herzens 78

Schlußbemerkungen 84

Literatur 86

Inhaltsverzeichnis

1. Der Begriff der Plötzlichkeit des Todes und der Sterbedauer.

Unter Thanatologie versteht man der allgemeinen Bedeutung nach „Die Lehre vom Tode“, der spezielleren nach: „Die Lehre von den Todeszeichen“. Über diese Todeszeichen wird der Mediziner zunächst vom pathologischen Anatomen belehrt, während der Kliniker nur gelegentlich darauf zu sprechen kommt. Eine zusammenhängende Darstellung der Thanatologie vom klinischen Standpunkte ist mir nicht bekannt und doch wäre darüber recht viel Lehrenswertes zu sagen.

Am meisten erfährt der Mediziner von der Thanatologie in den Vorlesungen über gerichtliche Medizin, die für ihre Zwecke die Erfahrungen des pathologischen Anatomen und des Klinikers kombiniert verwertet. Sie ist es auch, die jenen uns hier wesentlich interessierenden Teil der Thanatologie besonders ausführlich erörtert, der die plötzlichen Todesfälle betrifft. So umfaßt der von Alexander Kolisko (1) bearbeitete Abschnitt „Plötzlicher Tod aus natürlicher Ursache“ in dem von Paul Dittrich herausgegebenen „Handbuch der ärztlichen Sachverständigentätigkeit“ über 770 Seiten. In jener vorzüglichen Bearbeitung der plötzlichen Todesfälle wird man aber vergeblich nach einer schärferen Fassung des Begriffes Plötzlichkeit suchen. Dies hängt wohl wesentlich damit zusammen, daß der Gegenstand überwiegend vom anatomischen Standpunkte bearbeitet ist, aber auch damit, daß dem Begriffe Plötzlichkeit vom klinischen Standpunkte aus bisher viel weniger Beachtung geschenkt wurde, als er verdient.

Wie wünschenswert eine schärfere Fassung des Begriffes Plötzlichkeit in den Fällen vom plötzlichen Tode ist, das lehrten mich einerseits Beobachtungen von plötzlichem Herztod beim Menschen, andererseits die experimentell erworbenen Erfahrungen über die Geschwindigkeit des Herztodes durch Herzkammerflimmern. Ich legte mir die Frage vor, in welcher Form versagt das Herz infolge der Einwirkung natürlicher Koeffizienten am schnellsten? Sieht man von den schweren, gewaltsam einwirkenden Koeffizienten und auch von der Durchströmung des isolierten Herzens mit großen Mengen eines rasch wirkenden Giftes ab, das das Herz in wenigen Sekunden wirklich zu lähmen vermag, so lehrte mich die Erfahrung in vielen Hunderten meiner Experimente, daß der rascheste Herztod der Herzkammerflimmertod ist. Indem ich der Zeit nachging, die vom Eintritt des Herzkammerflimmerns (Hkf) bis zum letzten Atemzug verfloß, stellte ich fest, daß sie nur eine Anzahl von Sekunden bis eine oder zwei Minuten betrug. Im Jahre 1912 bezeichnete ich diesen Tod als Minutentod und nannte ihn auch in der 1913 erschienenen Mitteilung noch so. Seit 1915 gebrauche ich den Ausdruck Sekundentod und für den speziell mit dem Herzen in Zusammenhang stehenden Sekundentod den Ausdruck Sekundenherztod, da dieser die Plötzlichkeit noch mehr in den Vordergrund stellt, auch wenn es vom Auftreten des Hkf bis zum Eintritt des Todes eine oder zwei Minuten dauert.

Was ich mit jener Zeit in diesen Fällen feststellte, das war die Sterbedauer, die in der Bezeichnung Sekundenherztod ihren besonderen Ausdruck fand.

Nachdem ich so in Erfahrung gebracht hatte, wie rasch der Tod durch Hkf erfolgt, legte ich auf die Sterbedauer um so mehr Gewicht, als es nahe lag, daß ein solcher Tod auch beim Menschen vorkommen wird und ich mir sagen mußte, daß infolge der Schwierigkeit, das Hkf beim Menschen nachzuweisen, die Kürze der Sterbedauer einen besonderen Anhaltspunkt für die Diagnose eines Todes durch Hkf liefern wird.

Der Ausdruck Sterbedauer ist mir in der Thanatologie als umschriebener Begriff merkwürdigerweise überhaupt noch nicht begegnet, wenn auch der Zeitbegriff in einer Anzahl Bezeichnungen enthalten ist, die sich auf die Geschwindigkeit beziehen, mit der der Tod erfolgen kann. So ist es lange bekannt, daß speziell der Herztod ein allmählicher oder ein plötzlicher sein kann, und man gebraucht für letzteren seit alters her den Ausdruck Herzschlag (auch, wenngleich nicht konsequent, Synkope genannt), wie man von Hirnschlag und Lungenschlag spricht. Auch hat man Bezeichnungen, die darauf hinweisen, daß der Tod allmählich eintritt, wie Agonie, moribunder Zustand usw. Die Durchsicht der Literatur hat mir nun ergeben, daß man vom plötzlichen Tode auch dann noch redet, wenn z. B. ein Kollaps erfolgte, der Tod jedoch erst nach $^1/_4$, $^1/_2$, $^3/_4$ Stunde oder noch später eintrat. Man hat dabei vielfach den Begriff der Plötzlichkeit, der in dem Ausdrucke Kollaps (das Zusammenfallen) liegt, unwillkürlich auf das Eintreten des Todes übertragen. Eine Berechtigung zu dieser Übertragung ist insofern vorhanden, als der plötzlich eintretende Tod auch plötzlich eintretende Symptome und diese plötzlich einwirkende Koeffizienten voraussetzen. Da diese aber durchaus nicht immer den Tod zur Folge haben, oder wenn dies zutrifft, der Tod in verschiedener Zeit nach Eintritt jener Symptome oder der Einwirkung jener Koeffizienten erfolgen kann, so darf jene Übertragung nicht beliebig erfolgen. Es ist zwar nicht möglich eine scharfe Grenze zu ziehen und ist Sache des Übereinkommens, bei welcher Sterbedauer wir von einem plötzlichen Tode reden wollen, aber entsprechend unserer Einteilung der Zeit in Sekunden, Minuten, Stunden usw. wird es sich empfehlen, die Sterbedauer durch die Verwendung der Ausdrücke Sekundentod, Minutentod, Stundentod etwas schärfer zu fassen.

Es wäre sehr wünschenswert, wenn die Ärzte sich daran gewöhnen würden, die Sterbedauer, besonders bei plötzlichen Todesfällen, mit zu notieren. Die Durchführung hat gewiß ihre Schwierigkeiten, da der Arzt in sehr vielen Fällen weder beim Eintritt der akut erscheinenden Symptome, noch beim Eintritt des Todes selbst anwesend ist. In den Krankenanstalten ließe sich viel durch entsprechende Instruktion des Pflegepersonals erreichen.

Zur schärferen Fassung des Begriffes Sterbedauer gehört die Angabe der Zeitpunkte, von dem und bis zu dem die Sterbedauer gerechnet wird. Der erstere Grenzpunkt wäre gegeben mit dem Zeitpunkt des Einwirkens des auslösenden Koeffizienten. Da jedoch dieser auslösende Koeffizient wie auch der Zeitpunkt seines Einwirkens meistens nicht feststellbar ist, dürfte es sich im allgemeinen empfehlen, als den ersteren Grenzpunkt jenen Zeitpunkt zu wählen, an dem die ersten (durch den auslösenden Koeffizienten hervorgerufenen) klinisch nachweisbaren akut aufgetretenen Symptome beobachtet werden. Der zweite Grenzpunkt wäre der klinisch nachgewiesene Tod, ein Begriff, auf den wir noch zu sprechen kommen.

Unter Sterbedauer verstehe ich demnach hier die Zeit, die von dem Zeitpunkte der Einwirkung des die akuten Symptome auslösenden Koeffizienten oder von dem Zeitpunkte des Auftretens der von ihm hervorgerufenen akut aufgetretenen Symptome bis zum Zeitpunkte des klinisch nachgewiesenen Todes verstreicht.

Diese Sterbedauer spielt beim Sekundenherztod, wie schon

1*

der Name besagt, eine große Rolle, denn wenn der Arzt einen innerhalb so kurzer Zeit erfolgenden natürlichen Herztod beobachtet hat, so kann er schon die Wahrscheinlichkeitsdiagnose auf Hkf machen. Aber wenn der Arzt auch nicht weiß, ob es sich um einen Herztod handelt, kann ihm die Kürze der Sterbedauer allein schon, bei Ausschluß einer gewaltsamen Todesart, für jene Diagnose einen Anhaltspunkt bieten, denn selbst beim plötzlichen und dauernden Versagen der Atmung pflegt die Sterbedauer, wenn nicht das Herz gleichzeitig betroffen ist, nicht so kurz zu sein, wie beim Herzkammerflimmertod.

2. Der Begriff des klinisch feststellbaren Todes.

Über den Begriff des Todes ist bekanntlich schon viel geschrieben worden und die Verschiedenheit seiner Definition weist auf die Verschiedenheit der Ansichten der einzelnen Autoren hin. Man hat bei der Differenz der Meinungen nicht immer genügend den Standpunkt in Betracht gezogen, von dem aus die Definition gemacht wurde; muß doch auch bei demselben Autor je nach dem Standpunkt die Definition etwas anders lauten.

Entsprechend der geschaffenen Arbeitsteilung vermögen jene Ärzte, welche pathologische Anatomen sind, über den Tod in viel eingehenderer Weise Erfahrungen zu sammeln als die Kliniker, da sie den Toten anatomieren können.

Die Definition des anatomischen Todes wird also, um mich hier dieser kurzen Ausdrucksweise zu bedienen, eine etwas andere sein als die des klinischen Todes. Als tot wird gewöhnlich ein Mensch dann angesehen, wenn die Respiration und die Herztätigkeit dauernd aufhören. Die genaue Feststellung dieser Merkmale des eingetretenen Todes fällt in das Bereich des Arztes als Kliniker. Außer jenen Merkmalen des eingetretenen Todes gibt es noch viele andere, die man als Todeszeichen oder Leichenerscheinungen zu bezeichnen pflegt. Unter letzteren versteht z. B. Chiari die „am menschlichen Körper nach dem Tode auftretenden Veränderungen". In der Tat kann man sie als postmortale bezeichnen, wenn man sich an die oben erwähnte Definition des Todes hält. Tut man dies aber nicht, sondern definiert den Tod auf Grund der Erfahrungstatsache, daß nach dem Sistieren der durch die Herz- und Atmungstätigkeit bedingten Bewegungserscheinungen die einzelnen Zellen der verschiedenen Organe des Organismus eine verschieden lang dauernde Lebensfähigkeit, bzw. einen verschieden lang dauernden Zustand zeigen können, demzufolge sie sich eventuell auch zu einer größeren Lebensfähigkeit wiederbeleben lassen, dann wird auch die Definition des Todes eine andere sein müssen.

Für unsere Zwecke, die wir hier verfolgen, genügt der Begriff des klinisch feststellbaren Todes, oder wie ich ihn schon abgekürzt genannt habe, des klinischen Todes, und zwar anschließend an jene oben erwähnte gewöhnliche Fassung, ohne die übrigen bekannten Todeszeichen mit einzubeziehen.

So verstehe ich unter klinischem Tod den Zustand eines Individuums nach dauerndem Sistieren der klinisch feststellbaren Zirkulations- und Atmungserscheinungen.

Dazu sei bemerkt, daß der Umfang der „klinisch feststellbaren Zirkulationserscheinungen" kein ganz scharfer ist. Eine Erscheinung, die beim Sekundenherztod, wenn er ein Herzkammerflimmertod ist, eine Hauptrolle spielt, nämlich das Flimmern der Kammern, läßt sich klinisch gewöhnlich nicht feststellen, da hierzu ein komplizierter Apparat (Elektrokardiograph) erforderlich ist, der nur relativ wenigen Ärzten zur Verfügung steht. Ohne einen Elektrokardiographen läßt sich das Kammerflimmern klinisch bis jetzt nicht nachweisen, während es beim Experiment direkt beobachtet werden kann. So erwünscht es nun auch ist, daß möglichst viele Ärzte sich der elektrokardiographischen Methode bedienen, so läßt sich vorläufig das Herzkammerflimmern doch nicht in den Umfang der klinisch feststellbaren Zirkulationserscheinungen ohne weiteres mit einbeziehen.

Als untere Grenze der Feststellbarkeit verstehe ich die Feststellung mit Hilfe der jedem Arzte zu Gebote stehenden Methodik. Je feiner diese Methodik wird, desto sicherer kann natürlich jene Feststellung werden und auf desto mehr Einzelheiten kann bei ihr geachtet werden. Daß es übrigens hierbei nicht immer einer Verfeinerung der Methodik bedarf, das zeigt die Tatsache, daß ich mit Hilfe des jedem Arzte zur Verfügung stehenden Stethoskopes im Jahre 1911 „ein postmortales Auskultationsphänomen beim Menschen" beobachten konnte, das zuvor noch nicht beschrieben war, aber seitdem von verschiedenen Beobachtern bestätigt worden ist. Es besteht in einem $\frac{1}{2}$ bis etwa 2 Minuten anhaltenden kontinuierlichen leisen Rauschen, das man über dem Herzen noch hören kann, nachdem alle sonst wahrnehmbaren Erscheinungen der Zirkulation und der Atmung nicht mehr vorhanden sind.

Da ich jenes Phänomen als ein Zirkulationsphänomen ansehe, wäre es nach der oben gegebenen Formulierung des klinischen

Todes kein postmortales. Solange aber der ganz einwandfreie Nachweis seiner Entstehungsweise noch aussteht, kann man es vorläufig mit den anderen sonst feststellbaren Zirkulations- und Atmungserscheinungen noch nicht ohne weiteres in Parallele setzen, zumal es erst nach Aufhören der letzteren beobachtet wurde.

In dem Maße, in dem mit der Verfeinerung der Methodik die Grenzen für die Feststellbarkeit der klinisch überhaupt feststellbaren Zirkulationsstörungen erweitert werden, in dem Maße wird vom klinischen Standpunkte aus die Wartezeit, um sicher zu sein, daß jene Erscheinungen dauernd sistiert haben, voraussichtlich abgekürzt werden. Je unsicherer man aber ist, um vom klinischen Standpunkte aus zu sagen, daß der Tod eingetreten ist, desto länger wird man mit dieser Aussage warten. Im allgemeinen wird es dann genügen, etwa eine Viertelstunde lang das Sistieren der klinisch feststellbaren Zirkulations- und Atmungserscheinungen beobachtet zu haben und nur in den seltenen Fällen, in denen die Vermutung vorliegt, es könne sich um einen Scheintod handeln, wird man länger beobachten müssen, und zwar um so länger, je weniger gut die Methodik ist. Durch den Elektrokardiographen hat letztere jedenfalls eine wesentliche Bereicherung erfahren. Seine Bedeutung liegt einerseits darin, daß er uns eine Tätigkeit des Herzens noch in den Fällen anzeigt, in denen sie mit Hilfe der bisher zur Verfügung stehenden Untersuchungsmethoden nicht mehr feststellbar war, andererseits darin, daß er uns die Tätigkeit des Herzens objektiv anzeigt; er ist damit der feinste objektive Indikator einer noch bestehenden Herztätigkeit.

3. Der Begriff des Herztodes vom klinischen und vom pathologisch-anatomischen Standpunkte.

Unter den so verschiedenen Fällen des klinisch nachgewiesenen Todes interessiert uns hier speziell der Herztod. Nothnagel sagte in seinem bekannten Vortrage, den er am 25. März 1900 in Wien hielt: „Der Mensch stirbt fast immer vom Herzen aus." In diesem allgemeinen Sinne sprechen wir hier nicht vom Herztode, sondern vom klinischen Standpunkte aus nur dann, wenn der Tod auf die Art zustande kommt, daß das Herz vor den übrigen Organen des Individuums seine klinisch feststellbare Tätigkeit einstellt.

In der Literatur finden wir an Stelle der kurzen Bezeichnung Herztod auch die Ausdrücke „Tod durch Herzlähmung", „Tod durch Herzstillstand" und synonym mit diesen gebraucht die

Ausdrücke: „Tod durch primäre Herzlähmung“, „Tod durch primären Herzstillstand“. Die Hinzufügung des Attributs primär ist eigentlich nicht nötig, denn auch ohne dieses Attribut werden jene Ausdrücke in dem Sinne gebraucht, daß der Tod eintrat, indem das Herz primär, d. h. vor den anderen Organen, „gelähmt“ wurde bzw. zum „Stillstand“ kam.

Was mich mit veranlaßt, jene Ausdrücke hier speziell zu erwähnen, ist der Umstand, daß man, wie sich aus der Literatur ergibt und meine persönliche Erfahrung mich gelehrt hat, über die Begriffe „Herzstillstand“ und „Herzlähmung“ vielfach im unklaren ist.

Ob der Herztod ein Sekunden-, Minuten- oder Stundentod ist, gewiß führt er schließlich zu einem Herzstillstand bzw. zu einer Herzlähmung; aber gerade bei der Erörterung des uns hier speziell interessierenden Sekundenherztodes ist es wichtig, hervorzuheben, daß das Herz keine mit Hilfe der jedem Arzte zu Gebote stehenden Methodik klinisch erkennbare Tätigkeit mehr zu zeigen braucht, ohne schon stille zu stehen oder gelähmt zu sein.

Vom klinischen Standpunkt aus sind die Ausdrücke Herzlähmung, Herzstillstand die Schlußfolgerung aus den Ergebnissen der Untersuchungen, mit Hilfe der zur Verfügung stehenden klinisch anwendbaren Methoden noch eine Herztätigkeit nachzuweisen. Diese Schlußfolgerung ist eine zu weitgehende, besonders wenn man nicht imstande ist, die neueste Untersuchungsmethode, die elektrographische, anzuwenden. Damit, daß keine klinisch erkennbare Tätigkeit des Herzens mehr nachweisbar ist, ist nicht nachgewiesen, daß das Herz überhaupt nicht mehr tätig ist. Könnte man in den Fällen von Sekundenherztod eine Anzahl Sekunden oder Minuten nach Feststellung des klinischen Todes (im Sinne meiner oben erfolgten Formulierung) das Herz beim Menschen freilegen, dann würde man sich davon überzeugen können, daß das Herz so und so oft nicht still steht bzw. nicht gelähmt ist.

Daher ist es nicht richtig, in diesen Fällen schlechtweg von Herzstillstand oder Herzlähmung zu sprechen, wenn man die Bedeutung dieser Ausdrücke, auf die ich später noch zu sprechen komme, nicht genauer kennzeichnet. Weniger präjudizierend ist es vom Versagen des Herzens zu sprechen, daher ich diesen Ausdruck vorziehe.

Praktisch genommen ist der Arzt oft nicht in der Lage anzugeben, ob vom klinischen Standpunkte ein Herztod vorliegt.

Er ist dann darauf angewiesen, darüber die Meinung des patho
logischen Anatomen einzuholen bzw., wenn der Arzt selbst obduziert, nachzuprüfen, ob die anatomische Untersuchung Anhaltspunkte für einen Herztod gibt.

Vom pathologisch-anatomischen Standpunkte ist aber unter
Herztod etwas anderes zu verstehen, als vom klinischen Standpunkte, wie ja auch der pathologische Anatom mit Hilfe anderer
Methoden als der Kliniker festzustellen sucht, ob ein Herztod
vorliegt.

Was uns hier speziell interessiert, sind die Angaben über
die Erkennbarkeit des plötzlichen Herztodes vom pathologisch-anatomischen Standpunkte aus. Darüber spricht sich
E. Ehrnrooth 1904 auf S. 87 folgendermaßen aus: „Der plötzliche Herztod läßt sich durch keine sicheren anatomischen Merkmale erkennen." Kolisko drückt sich, mit unter Bezugnahme
auf Ehrnrooth, in seinem schon oben zitierten Werke aus
dem Jahre 1913, also 9 Jahre später, ungefähr ähnlich aus, indem
er auf S. 963 sagt:

„Wir kennen eben keine allgemeinen anatomischen Merkmale primärer
Herzlähmung. Nur ausnahmsweise ist auch aus dem Leichenbefunde allein
die Diagnose der Herzlähmung mit Sicherheit zu stellen, wenn nämlich eine
Veränderung am Herzen gefunden wird, welche unmittelbar vor dem Tode
entstanden sein muß und das Fortbestehen der Herztätigkeit ausschließen
läßt, so z. B. eine klaffende Herzruptur oder ein Aneurysmadurchbruch in
die Höhle des Herzbeutels, wobei aber die Diagnose auch nur auf Grund
der Erfahrung gestellt wird, daß eine derartige Herzerkrankung unter den
der Herzlähmung entsprechenden Erscheinungen zum Tode führt."

Da Kolisko dies in seiner Abhandlung „Plötzlicher Tod
aus natürlicher Ursache" sagt, meint er hier wohl nicht den Herztod schlechtweg, sondern den plötzlichen Herztod.

Vom klinischen wie vom pathologisch-anatomischen Standpunkte kann der Nachweis eines Herztodes unmöglich oder un-
gewiß sein; aber die Kombination beider Standpunkte, wie wir
sie ganz besonders ausgeprägt beim gerichtlichen Mediziner finden,
sichert in vielen Fällen die Diagnose Herztod oder erhöht wenigstens
ihre Wahrscheinlichkeit. Aus der Kombination beider Standpunkte kristallisiert der Begriff Herztod aber wieder etwas anderes
heraus, als wenn wir ihn nur klinisch oder anatomisch fassen.
Ob wir nun aber den Begriff Herztod von diesem oder jenem
Standpunkte aus formulieren, in beiden Fällen muß er das Zeit-
Merkmal enthalten, daß das Herz vor den übrigen Organen
des Individuums versagt. Mit Bezug auf dieses Merkmal unterscheidet sich der klinische vom anatomischen Standpunkte jedoch

dadurch, daß bei ersterem jenes Merkmal beobachtet ist oder sein kann, bei letzterem nur erschlossen ist. Dieser Schluß ist aber nur möglich bei einem entsprechenden anatomischen Befunde. Der anatomische Befund, die anatomische Herzveränderung, ist ein beobachteter, während der klinische Herzbefund größtenteils ein erschlossener ist. So sehen wir, wie sich Beobachtung und Schlußfolgerung von jenen beiden Standpunkten aus mit Bezug auf den Herztod gegenseitig ergänzen können.

Ist das Zeit-Merkmal beim Begriff Herztod schon wesentlich, da es zum Ausdruck bringt, daß das Herz vor den übrigen Organen des Individuums versagte, so tritt es noch auffälliger beim plötzlichen Herztode, insbesondere beim Sekundenherztode, in den Vordergrund, da es hier außerdem noch etwas über die Geschwindigkeit besagt, mit der das Versagen des Herzens und der Tod erfolgte.

Auch die Geschwindigkeit des Herzversagens kann der pathologische Anatom bei entsprechendem Herzbefunde bis zu einem Grade erschließen, so z. B. bei einer frischen Embolie einer Koronararterie oder bei einer Herzruptur, und er kann dadurch auch die für den Arzt im allgemeinen nur seltene Möglichkeit, die Geschwindigkeit des Herzversagens zu beobachten, ergänzen. Im 14. und 15. Kapitel kommen wir auf den Herztod vom anatomischen und forensischen Standpunkte nochmals zurück.

4. Über die Begriffe Todeskoeffizient (Todesursache) und Todesart.

Bezeichnet man den Tod als einen Zustand, so kann man nach der Art des Seins und nach der Art des Werdens dieses Zustandes fragen.

Bei der Beantwortung der Frage nach der Art des Seins dieses Zustandes wollen wir die Merkmale wissen, nach denen dieser Zustand sich von dem Zustande des Lebens unterscheidet.

Fragen wir jedoch nach der Art des Werdens jenes Zustandes, so wollen wir die Merkmale wissen, die den Übergang vom Zustande des Lebens zum Zustande des Todes herbeiführten; mit anderen Worten: wir fragen hier nach dem, was gewöhnlich Todesursache genannt wird.

Unter dem Begriff Todesursache wird, wie die Literatur ergibt, recht Verschiedenes verstanden. Das ist begreiflich, da der Standpunkt, von dem aus er gebraucht wird, auch ein verschiedener ist; nur wird dieser Umstand leicht übersehen.

Der Gebrauch des Ausdruckes Ursache leidet bekanntlich daran, daß bei der Frage nach dem Werden eines Zustandes oder Geschehens gewöhnlich nach der Ursache statt nach den Ursachen gefragt zu werden pflegt. Diese viel erörterte Tatsache hat mich 1913 veranlaßt, statt des Ausdruckes Ursache den in diesem speziellen Sinne früher nicht üblichen Ausdruck Koeffizient vorzuschlagen, den ich seitdem immer benütze, da er dazu beizutragen vermag, der einseitigen Anschauung über das Zustandekommen eines Geschehens nach Möglichkeit vorzubeugen, indem er, das Mitbewirkende, Mitbestimmende bedeutend, immer daran erinnert, daß kein Vorgang nur durch eine Ursache allein hervorgerufen wird.

Ich werde dementsprechend auch von den Todeskoeffizienten sprechen. Der Tod ist der Koeffekt vieler Koeffizienten; die jeweiligen Umstände erfordern jedoch eine nähere Charakterisierung der einzelnen Koeffizienten, der man gerecht wird, wenn man Haupt- und Nebenkoeffizienten oder wesentliche und unwesentliche oder unmittelbare und mittelbare oder nähere und entferntere oder disponierende und auslösende Todeskoeffizienten unterscheidet. —

Wenn wir vom Herztod sprechen, so wollen wir damit hervorheben, daß der Tod speziell mit dem Herzen in einem Zusammenhang steht. Aus der Art und Weise, wie der Tod zustande gekommen ist, heben wir zu seiner näheren Kennzeichnung ein spezielles Organ hervor, um damit anzugeben, daß wir bei dem jeweiligen Todesfall gerade dieses Organ als dasjenige ansehen, welches an dem Zustandekommen des Todes besonders beteiligt ist.

Davon ist zu unterscheiden, daß an dem Zustandekommen des Todes schließlich alle Organe beteiligt sind. Beim Herztod ist jedoch, wovon wir schon im vorigen Kapitel sprachen, die Beteiligung des Herzens insofern eine besondere, als es vor den anderen Organen versagt, und sein Versagen erst das Versagen der übrigen Organe, so auch der Atmungsorgane und damit den Tod zur Folge hat. Dementsprechend ist das Versagen des Herzens beim Herztod ein wesentlicher Koeffizient des Todes. Durch die Verknüpfung des Todes mit dem für den Tod in dem betreffenden Falle primär in Betracht kommenden Organe, hier das Herz, wird kurz aus der Art und Weise, in der der Tod zustande kam, mit anderen Worten aus der Reihe der Koeffizienten, die den Tod mitbewirkten, ein Koeffizient hervorgehoben.

Wenn man demgemäß von der Todesart spricht, so gibt man damit immer einen Koeffizienten des Todes mit an, ob wir nun die Ausdrücke für die einzelnen Todesarten mehr vom anatomischen Standpunkte aus bilden, wie z. B. Herztod, Lungentod, Thymustod usw. oder mehr vom physiologischen Standpunkte, wie z. B. Herzkammerflimmertod, Atmungstod, Verblutungstod oder von einem Standpunkt aus, der die einzelnen Organe und ihre Funktion nicht berücksichtigt, wie z. B. Narkosetod usw.

Der Begriff Todesart als Todeskoeffizient hebt sich aus der Reihe der Todeskoeffizienten dadurch ab, daß er gewöhnlich einen allgemeinen Begriff darstellt. Eine ganze Anzahl spezieller Koeffizienten kann ein Versagen des Herzens bewirken; sie haben also eine Folgeerscheinung gemeinsam, das ist jene, die man gewöhnlich die Todesart nennt. Alle Todesarten haben wiederum eine Folgeerscheinung gemeinsam, das ist der Tod.

Es war wohl nicht überflüssig, hervorzuheben, daß die jeweiligen Bezeichnungen für eine Todesart immer einen Koeffizienten des Todes zum Ausdruck bringen, da ich aus der Literatur ersehen habe, daß darüber durchaus nicht überall Klarheit herrscht. —

Mir schien es wichtig, bevor wir im folgenden die einzelnen mit dem Sekundenherztode zusammenhängenden Beobachtungen erörtern, in den vorausgehenden Kapiteln ganz kurz auf einige mit dem Sekundenherztode zusammenhängende Begriffe einzugehen. Auf die Literatur der letzteren bin ich in diesen Kapiteln vorläufig nicht eingegangen; es könnte dies aber in einer späteren Auflage geschehen. In erster Linie kam es mir hier darauf an, verstanden zu werden. Der Inhalt und der Umfang der Begriffe wechseln bekanntlich, daher ein jeder wenigstens bis zu einem gewissen Grade angeben muß, wie er die wesentlichsten der verwendeten Begriffe verstanden wissen will. Differenzen in der Definierung der Begriffe wird es immer geben; hebt man aber hervor, von welchem Standpunkte aus man den jeweiligen Begriff verstanden wissen will, dann wird dadurch auch die gegenseitige Verständigung wesentlich erleichtert.

5. Über die Art, wie das Herz bei einem Sekundenherztode versagen kann.

Über die Art und Weise, in der das Herz beim plötzlichen Herztod versagt, ist der Arzt, wie mich die Literatur und persönliche Aussprache lehrten, zumeist nicht orientiert. Dies hängt nicht nur damit zusammen, daß der Arzt das plötzliche Versagen des Herzens beim Menschen mit Hilfe seiner Methoden nicht direkt beobachten kann, sondern wesentlich auch damit, daß er zumeist keine experimentelle Erfahrung über das plötzliche Versagen des Säugetierherzens hat oder ihm diese Erfahrungen beim Medizinstudium nicht gelehrt werden. Gewöhnlich hört und liest man die Vorstellung, als stände beim plötzlichen Herztod das Herz auch sofort still. So verhält es sich aber im allgemeinen nicht. Natürlich kommt bei jedem Tode, so auch beim plötzlichen Herztode, das Herz schließlich zum definitiven Stillstand. Aber diesem gehen verschiedene Arten seines plötzlichen Versagens voraus, die wir besonders im Hinblick auf den Sekundenherztod im folgenden erörtern wollen.

Die mehr als zwanzigjährigen experimentellen Erfahrungen am Säugetierherzen haben mich darüber folgendes gelehrt. Herzstillstand kann momentan eintreten und kann ein totaler oder ein partieller sein, indem entweder das ganze Herz oder nur die Vorhöfe oder nur die Kammern stille stehen. Geschehen kann dies durch Erregung der Vagi. Aber auch ohne Vaguserregung können durch eine auf eine andere Weise hervorgerufene Überleitungsstörung entweder die Vorkammern und die Kammern plötzlich zum Stillstand (Kammer- + Vorhofstillstand) kommen, oder nur die Kammern (Kammerstillstand). Alle diese plötzlich eintretenden Stillstände haben die Eigentümlichkeit im allgemeinen nur eine kurze, nach Sekunden bemessene Zeit anzuhalten; der Stillstand pflegt also ein passagerer zu sein.

Es ist mir bis jetzt kein Experiment bekannt, in dem ein lediglich auf diese Weise zustande gekommener totaler oder partieller Herzstillstand bis zum definitiven angehalten hätte. Wie schon in anderen Mitteilungen kurz angegeben, habe ich mich wiederholt experimentell mit der Frage beschäftigt, ob eine maximale Erregung der Herzvagi das Herz so lange zum Stillstand bringen kann, daß das betreffende Tier infolge dieses Stillstandes stirbt. Das war nie der Fall. Die Stillstände dauern eine Reihe von Sekunden, dann fängt das Herz in toto oder partiell wieder zu schlagen an. Auch wenn infolge eines anderen Eingriffes die atrio-ventrikuläre Überleitung dauernd aufgehoben wird, fangen die Kammern in der Regel nach einer kurzen Pause (präautomatische Kammerpause) wieder zu schlagen an. Auch diese Pause dauert höchstens eine Reihe von Sekunden. Alle jene Herzpausen können die verschiedensten, durch die Aufhebung der Blutaustreibung bedingten Erscheinungen zur Folge haben, aber das Tier stirbt nicht; das während des Herzstillstandes nicht mit

Blut versorgte zentrale Nervensystem nimmt mit dem Wieder-
schlagen des Herzens seine Funktionen wieder auf.

Es sind mir aber auch eine Anzahl Koeffizienten bekannt,
unter deren Mitwirkung der durch Vaguserregung hervorgerufene
Stillstand (Herzvagusstillstand) besonders lang sein kann, so daß
er $^1/_2$—$^3/_4$ Minuten und darüber betragen kann; z. B. ist das bei
schon bestehendem, niedrigem Blutdruck der Fall, bei einem
gewissen Grad dyspnoischer Blutmischung, bei Einverleibung
mancher Stoffe, wie z. B. Digitalis, Morphium usw. Unter solchen
besonderen Umständen, z. B. bei hochgradiger Erstickung, schwerer
Vergiftung usw. kann der Stillstand auch minutenlang dauern
und auch ein definitiver werden [1]). Daß dies im allgemeinen
bei Vagusreizung nicht geschieht, ist aus folgenden Gründen verständlich. Trotz bestehender maximaler Vaguserregung fängt das
Herz in toto oder partiell wieder zu schlagen an, indem entweder
der Ausgangspunkt der Herztätigkeit sich ändert, d. h. die Vorhöfe oder die Kammern fangen heterotop zu schlagen an, oder
darauf, daß die intrakardiale Übertragung der Vaguserregung
geschwächt wird bzw. ganz zu funktionieren aufhört.

Beim Menschen hat man wiederholt Fälle beschrieben, in
denen der Herztod auf Vagusreizung bezogen wurde. Diese Auffassung war, besonders in früher Zeit, nicht immer berechtigt;
wo sie aber zutrifft, handelt es sich zumeist um Komplikationen.

Auch fehlt in den beschriebenen Fällen gewöhnlich das Moment
der Plötzlichkeit des Todes und auch das Unerwartete seines
Eintrittes, so daß man nicht von einem Sekundenherztod reden
kann. So haben Th. Neubürger und L. Edinger 1898 einen
Fall von „Herztod durch Akzessoriusreizung“ mitgeteilt, bei dem
die Obduktion einen Varix oblongatae ergab. In vivo waren,
besonders in den letzten 9 Tagen mit zunehmender Häufigkeit
Anfälle von Bewußtlosigkeit beobachtet worden, in denen der
Puls seltener wurde bzw. ganz aussetzte; schließlich variierte auch
in den freien Intervallen der Puls oft nur zwischen 12 und 16 Schlägen
in der Minute bis zum Tode.

Hier sei auch der von Ch. Bäumler 1912 beschriebene Fall

---

[1]) Rothberger und Winterberg haben 1913 bei Vergiftung mit
Strophantin an Hunden zwei Beobachtungen gemacht, in denen Vagusreizung einen mehrere Minuten lang anhaltenden Stillstand des Herzens zur
Folge hatte. In dem einen Fall brachte Akzeleransreizung das Herz wieder
zum Schlagen, in dem anderen traten nur einzelne schwache Kontraktionen
ein. „Es kann also, schließen sie daraus, auch durch Vagusreizung plötzlicher Herztod eintreten.“

erwähnt, in dem er ein Sistieren der Herztätigkeit bis zu $^1/_2$ Minute beobachtete. Es handelte sich um einen jugendlichen Herzkranken mit Anfällen von Cheyne-Stokesscher Atmung. Auch hier erfolgte der Tod durchaus nicht unerwartet und plötzlich. Erwähnt sei dieser Fall hier auch als ein Beispiel für einen beim Menschen beobachteten, wohl sicher auf Vaguserregung beruhenden $^1/_2$ Minute dauernden Herzstillstand.

In allen den Fällen, in denen es zum passageren, totalen oder partiellen Herzstillstand kommt, ist das Herz nicht gelähmt, denn es ist reizbar, nur ist. die Reizbildung oder die Erregungsüberleitung oder beides vorübergehend aufgehoben. Wenn man von einer Lähmung sprechen wollte, so könnte man nur von einer temporären Lähmung der Reizbildung oder Erregungsüberleitung sprechen, die zu einem momentan eintretenden und vorübergehenden Versagen der Blutaustreibung führt. Besser ist es, von einem temporären Versagen dieser Funktionen zu sprechen.

Das plötzlich eintretende Versagen der Blutaustreibung kann nun aber auch statt durch ein plötzliches Versagen der Reizbildung durch eine plötzlich einsetzende hochgradige Übererregung der Reizbildung erfolgen, ein Geschehen, dessen höchste Grade Herzkammerflimmern genannt zu werden pflegen.

Im Gegensatz zu den eben erwähnten Herzstillständen hält das Herzkammerflimmern oft, beim Herzen erwachsener Hunde in der Regel so lange an, bis das betreffende Individuum stirbt; das Herzkammerflimmern ist also oft ein letales. Dies wissen wir aus dem Säugetier-Experiment. Es ist dann nicht nötig, daß das ganze Herz flimmert, es können die Vorhöfe weiterschlagen. Wenn aber Herzkammerflimmern eintritt, versagt plötzlich die Blutaustreibung und das Individuum stirbt, falls die Kammern nicht rechtzeitig wieder koordiniert zu schlagen anfangen. Diese lang bekannte Tatsache habe ich besonders bei Hunden seit 1894 leider schon oft feststellen müssen, und sie hat mich veranlaßt, seitdem in meinen Vorlesungen stets auf die Möglichkeit hinzuweisen, daß auch beim Menschen der Tod durch Herzkammerflimmern eintreten könnte.

Wenn wir die erwähnten Arten des plötzlichen Herzversagens miteinander vergleichen, so zeigen sie als das Gemeinsame die momentane Sistierung der Blutaustreibung. Diese gemeinsame Erscheinung wird aber bei jeder dieser beiden Arten auf ganz verschiedene Weise hervorgerufen. In dem einen

Falle durch einen Stillstand, in dem anderen durch eine Übererregung des Herzens bzw. seiner Kammern.

Außerdem ist die Dauer der Sistierung der Blutaustreibung
bei diesen beiden Arten insofern eine verschiedene, als sie im
Falle des Herzvagusstillstandes in der Regel nur eine vorübergehende Erscheinung ist, während sie in dem zweiten Falle
entweder eine vorübergehende oder eine so lang anhaltende
sein kann, daß der Tod eintritt.

Von diesen beiden Arten des Herzversagens ist es also wesentlich die letztere, die einen Sekundenherztod bewirken kann. Daran
ändert auch die Tatsache nichts, die gleich hier erwähnt sein mag,
daß sich beide Arten des plötzlichen Herzversagens in der Weise
kombinieren können, daß im Anschluß an einen durch Vaguserregung bedingten Herzstillstand, eventuell nur getrennt durch
eine Systole, tödliches Flimmern auftritt. —

Wenn der Arzt bei einem Sekundenherztod das plötzliche
Fehlen jeder klinisch nachweisbaren Bewegungs- und Auskultations-
erscheinung des Zirkulationssystems festgestellt hat, ist für ihn
die Vorstellung einer Lähmung des Herzens naheliegend, worunter
er die Lähmung der Kontraktilität zu verstehen pflegt, was
ganz begreiflich erscheint, da sie die Triebkraft des Herzens darstellt. Aber gerade diese Vorstellung ist für den durch natürliche
Koeffizienten herbeigeführten Sekundenherztod im allgemeinen
nicht zutreffend. Die Kontraktionen des Herzens können wohl
ganz plötzlich aufhören, wie wir das oben bei Besprechung des
Herzstillstandes und des Herzkammerstillstandes erwähnten, aber
die Kontraktilität ist in diesen Fällen nicht gelähmt und beim
Herzflimmern besteht vielmehr ein Zustand der Übererregung.
Dem Eintritt des Herzkammerflimmerns kann wohl je nach dem
Koeffizienten, der es hervorruft, eine gewisse Schwächung der
Kontraktilität der Kammern oder ihrer Teile vorausgehen, wie
dies z. B. beim Koronararterienverschluß zu beobachten ist, aber
die Lähmung der Kontraktilität der Kammern, das Erlöschen
ihrer Reizbarkeit folgt auch hier erst allmählich nach dem Eintritt
des letalen Flimmerns. Experimentell kann man eine akute
Lähmung des Herzens bis zur Reaktionslosigkeit durch Einverleibung eines Giftes bewirken, wie z. B. durch Chloroform;
dazu muß aber plötzlich sehr viel Gift in die Koronargefäße ge-
langen, wie dies beim Menschen kaum je der Fall ist.

Wenn wir von den Fällen gewaltsamen Todes absehen und
nur die Fälle von Sekundenherztod infolge natürlicher Koeffizienten in Betracht ziehen, müssen wir sagen, daß der Sekunden-

herztod im allgemeinen nicht durch eine plötzlich erfolgende
Lähmung der Kontraktilität hervorgerufen wird, sondern in der
Regel vielmehr durch eine Übererregung der Herzkammern in
Form des Herzkammerflimmerns.

Auch bei der sogenannten Spontanruptur des Herzens erfolgt
die Lähmung des Herzens erst allmählich. Das Plötzliche liegt
hier in dem Auftreten der Ruptur, die eine Blutung mit anschließen-
der Herztamponade zur Folge hat.

In Anbetracht der Bedeutung, welche das Herzkammerflimmern für das Zustandekommen des Sekundenherztodes besitzt, ist es gewiß wünschenswert, über die Geschichte der Beobachtungen von Herzkammerflimmern und seiner Bezeichnungsweise, über das Wesen des Herzkammerflimmerns, über seine
Koeffizienten und über seine Folgen uns genauer zu unterrichten,
was in den folgenden Kapiteln geschehen soll.

6. Zur Geschichte der Beobachtungen des Herzkammerflimmerns und seiner Bezeichnungsweise.

Die Beobachtungen über das Flimmern des Herzens liegen
schon weit zurück. Dabei ist zu beachten, daß man sich an den
Ausdruck Flimmern nicht zu scharf halten darf, wenn man festzustellen sucht, wer diese Erscheinung zuerst beobachtet hat, da
man auch andere Ausdrücke für diese Bewegungserscheinung verwendet hat und noch verwendet, wie Wühlen und Wogen,
oder, ohne Verwendung einer bestimmten Bezeichnung, jene
Erscheinung so beschrieben hat, daß man daraus ersieht, daß sie
schon beobachtet wurde, wie dies z. B. in der Mitteilung von
Ludwig und Hoffa der Fall ist. Heute wissen wir, daß das
Wühlen und Wogen seinem Wesen nach mit dem Flimmern
identisch ist, nur mit dem Unterschied, daß bei jenem die Stärke
der Bewegungen und ihre Zahl eine andere ist, worauf wir noch
zu sprechen kommen. Es spielt daher keine so große Rolle, festzustellen, wer zuerst gerade die Bezeichnung Flimmern des Herzens
gebraucht hat, für die man auch, wie wir sehen werden, den Ausdruck Herzzittern verwendet hat. — Es sei auch noch ein-
leitend zu diesem Kapitel hervorgehoben, daß man früher und
vielfach auch heute noch von Herzflimmern gesprochen hat,
wo man genauer von Herzvorhofflimmern (Hvf) oder Herzkammerflimmern (Hkf) sprechen sollte. Man kann natürlich
jenen Namen wählen, wenn man das Hvf und Hkf gemeinschaft-
lich behandeln will, wie dies in Kürze L. Haberlandt 1914 unter

dem Titel: „Das Herzflimmern, seine Entstehung und seine Beziehung zu den Herznerven" getan hat, aber da das Hvf und Hkf in der Regel getrennt entsteht, ist es angezeigt, den Ausdruck Herzflimmern beim Flimmern des ganzen Herzens anzuwenden. Was man bisher gewöhnlich unter Herzflimmern verstand, das war das, was wir jetzt Hkf nennen. Wir werden im folgenden uns fast ausschließlich·auf das Hkf beschränken, da dieses für unsere Darlegungen das Hauptinteresse bietet. Das Hvf hat wesentlich für den Pulsus irregularis perpetuus Bedeutung, jene Herzunregelmäßigkeit, die von mir als eine besondere im Jahre 1903 abgesondert wurde und für die im Jahre 1909 Rothberger und Winterberg sowie Th. Lewis mit Hilfe des Elektrokardiographen nachwiesen, daß es auf Hvf beruht. Insoweit das Hvf auch Beziehung zum Hkf hat, werden wir auf jenes noch besonders zu sprechen kommen. —

Wie es so oft bei experimentellen Untersuchungen vorkommt, wurde das Hkf zuerst als eine nicht beabsichtigte Folgeerscheinung eines Eingriffes am Herzen beobachtet. Diese Eingriffe waren zum Teil recht verschiedenartige und je nach dem Interesse, welches ein spezieller Eingriff zeitweilig hatte, beschäftigte man sich gerade mit diesem, ohne daß man etwa dem Flimmern als solchem seine Hauptaufmerksamkeit schenkte. Letzteres geschah erst viel später und hing wie mit der Verbesserung der Beobachtungsmethoden so auch mit den Fortschritten in der Erkenntnis der Herzbewegung zusammen.

Ich selbst lernte das Hkf wie auch das Hvf durch eigene Beobachtung kennen, als mein einstiger Lehrer Philipp Knoll die vorher viel mehr an Kaltblüterherzen geübte Suspensionsmethode 1894 auf das Warmblüterherz zur Verzeichnung seiner vier Abteilungen übertrug, eine Methode, die ich seit jener Zeit bei vielen Hunderten Experimenten am Säugetierherzen verwendet habe. —

Wohl der erste, der das Hkf, wenn auch ohne besondere Namensnennung, am Säugetierherzen graphisch aufgenommen hat, war Ludwig, dem wir bekanntlich besonders viel in bezug auf die Methodik zum Studium des Kreislaufes verdanken; er verwendete hierzu eine von ihm ersonnene Fühlhebelmethode.

Unter dem Titel „Einige Versuche über Herzbewegung" teilte C. Ludwig in Gemeinschaft mit M. Hoffa im Jahre 1849 auf S. 128—130 unter anderem folgendes mit:

„Die kräftigsten elektrischen Reize sind nicht imstande, das Herz des Kaninchens in allgemeinen Tetanus zu versetzen. — Dagegen treten folgende

Erscheinungen auf: Wenn eine sehr kräftige elektrische Wirkung ein recht reizbares Herz trifft, so stellt sich um die Poldrähte ein beschränkter Tetanus ein, der an einer kleinen blassen Erhebung kenntlich wird.

Außerhalb dieser dauernd kontrahierten Stelle gerät das Herz in außerordentlich rasche, ganz unregelmäßige Bewegungen von sehr geringer Intensität. Die Unregelmäßigkeit dieser Bewegungen entsteht dadurch, daß die einzelnen anatomischen Elemente sich aus ihren Beziehungen zueinander lösen und die Gleichzeitigkeit ihrer Kontraktion aufgeben; hierdurch erzeugt sich in Beziehung auf Rhythmus und Intensität ein Wirrwarr, wie ihn annähernd Abb. 19 veranschaulicht, welche von einem Kaninchenherzen selbst gezeichnet ist."

Die Autoren geben weiter an, daß nach jenem Kurvenstück der Abb. 19 604 Herzschläge pro Minute kommen würden, daß sich während dieser wenig intensiven Bewegungen das Herz ganz auffallend vergrößert und mit Blut füllt, daß diese Bewegungen immer den Reiz überdauern, und zwar um so länger, je anhaltender er eingewirkt hatte, und daß sie in den normalen Herzschlag dadurch übergehen, daß mehr und mehr Teile aus ihrer raschen Bewegung in den Zustand der vollständigen Ruhe übertreten; ist dann die Pause allgemein geworden, so entsteht plötzlich, nachdem sie kurze Zeit gedauert hat, eine kräftige allgemeine Herzbewegung, welche den normalen Rhythmus wieder beginnt. Reizung des N. vagus bringt jene Bewegungen nicht zum Stillstand.

Wenn wir in dieser Mitteilung, wie erwähnt, auch den Ausdruck Flimmern nicht finden, so ergibt sich doch aus dem Angeführten, daß Ludwig damals das Flimmern beobachtet hat, und zwar das elektrische Hkf, wie wir das durch direkte Einwirkung des elektrischen Stromes auf das Herz hervorgerufene Flimmern kurz bezeichnen können. Ferner beobachtete er auch schon das überdauernde Flimmern, d. h. das die Zeit der Einwirkung des künstlichen Reizes überdauernde Flimmern. Da er, wie erwähnt, die Bewegungen der Kammern des Kaninchens verzeichnete, konnte er auch schon die große Zahl der Oszillationen beim Kammerflimmern feststellen. Er sah ferner die auffallende Vergrößerung und Blutfüllung der Kammern während des Flimmerns und beschrieb schon die jetzt postfibrilläre oder postundulatorische genannte Pause, nach der die Kammern wieder geordnet weiterschlagen. Zehn Jahre später (1859) hat ein Schüler Ludwigs, Einbrodt, sich weiter mit den Folgen der elektrischen Reizung des Säugetierherzens beschäftigt und jene jetzt Hkf bezeichnete Erscheinung „Herzzittern" genannt, von dem auch Sigmund Mayer in seiner 1873 erschienenen Mitteilung „Über die direkte elektrische Reizung des Säugetierherzens" spricht, indem er angibt, daß infolge der elektrischen Reizung „die Herzmuskulatur in ein unregelmäßiges, sehr rasches, wild durcheinander wogendes Zittern gerät, welches die Franzosen mit einem sehr bezeichnenden Ausdruck als Frémissement ondulatoire beschreiben".

In demselben Jahre (1849), in dem die Mitteilung von Ludwig und Hoffa erschien, hat Schiff nach der Unterbindung der Art. coronaria sinistra beim Kaninchen Beobachtungen mitgeteilt, aus denen nach Langendorff „das unregelmäßige peristaltische Wühlen und Wogen späterer Beobachter nicht zu verkennen ist". Im Prinzip haben also verschiedene Autoren in demselben Jahr das nämliche gesehen, nur durch verschiedene Koeffizienten hervorgerufen, denn das Wühlen und Wogen stellt nur eine weniger rasche, jedoch meist stärkere Bewegung dar als das Flimmern, beruht aber auf derselben Grundlage.

Ich konnte mir die von Langendorff angeführte Mitteilung Schiffs nicht verschaffen und auch nicht die von Erichsen in der London. medical. Gaz. aus dem Jahre 1842, in der letzterer über die Folgen des Kranzarterienverschlusses berichtet, und weiß daher nicht, ob dieser nicht vielleicht schon die analogen Bewegungserscheinungen am Herzen beobachtet hat.

Im Jahre 1867 hat dann v. Bezold Versuche „Über den Einfluß, welchen die Verschließung der Koronararterien auf den Herzschlag ausübt", mitgeteilt, bei denen er „wurmförmige Bewegungen der Ventrikelwand" beobachtete. Diese seine Angabe entnehme ich der in Nr. 23 des Zentralbl. f. d. med. Wissensch. befindlichen Mitteilung. In seiner ausführlicheren Abhandlung scheint er vom Flimmern gesprochen zu haben, da verschiedene Autoren von ihm berichten, daß er die Kontraktionen „in peristaltische, flimmernde Bewegungen übergehen" sah. Jedenfalls hatte er aber seine Experimente zu ganz anderen Zwecken unternommen. Samuelson, der die Bezoldschen Versuche im Jahre 1880 wiederholte, hat das Flimmern wohl auch beobachtet; der Zweck seiner Versuche aber war, den Tod in den Anfällen von Angina pectoris bei Koronarsklerose zu erklären, wobei er jedoch die Bedeutung des Hkf nicht erkannte.

Ähnliches gilt von den so bekannt gewordenen Versuchen von Cohnheim und v. Schultheß-Rechberg im Jahre 1881, die, wie ich kürzlich ausführte, zwar das Flimmern sehr wohl beobachtet haben, aber nicht erkannten, daß das Wesentliche und Primäre nach Koronararterienverschluß nicht, wie sie schilderten, der plötzliche Herzstillstand, sondern das Hkf ist. Ihre Darstellung hatte zur Folge, daß man nach ihnen mehr von dem Herzstillstand nach Koronararterienverschluß sprach als von dem Hkf. Im selben Jahre wie Cohnheim beobachteten auch Sée, Bochefontaine und B. Roussy nach Koronararterienverschluß „Zittern der Herzkammern"

Bei ähnlichen Versuchen sahen das Hkf ferner Newell, Martin und Sedgwick 1882, Fenoglio und Drogoul 1888, Porter 1893—1896, Michaelis 1894, Langendorff 1895. Mit Recht sagt Langendorff auf S. 321 in der Anmerkung folgendes:

„Michaelis bezeichnet das Wühlen und Wogen des Herzens als Delirium cordis. Dies scheint mir unzulässig zu sein, da diese Bezeichnung bereits für gewisse Störungen des Herzrhythmus vergeben ist, während wir es beim Wogen mit einer Koordinationsstörung zu tun haben."

In neuerer Zeit sahen das Koronarflimmern, wie ich es kurz nennen will, Thomas Lewis 1909, ich selbst 1910 und 1915, R. H. Kahn 1911.

Nachdem wir so die Beobachtungen über das Koronarflimmern chronologisch, wenn auch kaum erschöpfend, angeführt haben, kehren wir zunächst zum elektrischen Flimmern zurück.

Nach Sigmund Mayer haben dieses 1874 A. Vulpian, 1886 R. Neumann, 1887 Mc William, 1891—1893 Gley, 1897 R. Fischel, 1898 Langendorff, 1899—1902 Prevost und Batelli, in vielen Experimenten seit 1900 ich, 1903 W. Trendelenburg, 1909 H. Winterberg, 1913—1915 L. Haberlandt, 1915 C. J. Rothberger und H. Winterberg beobachtet und studiert. Noch viele andere Experimentatoren, die ich hier nicht genannt habe, werden es auch gesehen haben, denn die Methode, auf elektrischem Wege Hkf zu erzeugen, ist wie zur Demonstration in der Vorlesung so auch zum Zwecke des Studiums nicht nur die bequemste, sondern auch wegen der feinen Abstufbarkeit der Reizstärke viel geeigneter als die Verwendung mechanischer Reize, die systematisch in bestimmter Weise Kronecker 1884 anwendete.

Mit Schmey gab er an, daß bei Hunden „die Verletzung einer kleinen noch nicht genau umgrenzten und anatomisch bestimmten Stelle über der unteren Grenze des oberen Drittels der Kammerscheidewand genügt", um die Kammern in dauerndes Flimmern zu versetzen. Unter dem Titel Kroneckerscher Herzstich ist diese durchaus nicht zuverlässige Methode sehr bekannt geworden.

Viele andere sahen das Hkf nach Einverleibung der verschiedensten Stoffe. Hier wäre zunächst das durch Kalisalze hervorrufbare Hkf anzuführen; nennen wir es kurz Kaliflimmern. Guttmann hat es vielleicht 1866 gesehen, er spricht wenigstens von „Wellenbewegungen", hauptsächlich aber Aubert und Dehn 1874 bei ihren Versuchen über den Herztod durch Kalipräparate; ferner Mc William 1887 und ich 1915.

Infolge Injektion von Kalzium konnte in meinem Institut Groß 1903 am Säugetierherzen, ich an einem wiederbelebten menschlichen Herzen 1905 Hkf beobachten. Auf die übrigen bei Anwendung verschiedenster Stoffe oder anderer Eingriffe gemachten Beobachtungen über Hkf will ich an dieser Stelle nicht weiter eingehen, da ich in dem Kapitel über die Koeffizienten des Hkf auf sie zu sprechen komme.

Es sei hier nur noch darauf hingewiesen, daß wohl die erste Mitteilung, die nach meiner Literaturdurchsicht das Flimmern im Titel zum Ausdruck brachte, die von Mc William im Jahre 1887 erschienene Abhandlung „Fibrillar Contraction of the heart" war. Erst seit jener Zeit fing man an das Flimmern als solches mehr zu studieren, was, wie erwähnt, zum Teil auch mit der Verbesserung der Beobachtungsmethoden zusammenhing. Im Jahre 1887 war es wohl auch das erste Mal, daß das Flimmern elektrographisch aufgenommen wurde, und zwar hat dies L. Fredericq mit Hilfe des Kapillarelektrometers getan, während Batelli im Jahre 1900 auf photographischem Wege das Flimmern registierte. Aber erst seitdem Einthoven im Jahre 1906 das von ihm beschriebene Saitengalvanometer zum Studium der Herztätigkeit verwendete, wurde es möglich, die elektrischen Stromesschwankungen des Herzens ungleich exakter als mittelst des Kapillarelektrometers zu verzeichnen. Die heute so ausgebildete elektrographische Methode hat außerdem noch den Vorteil, die Herztätigkeit auch bei geschlossenem Thorax gut verzeichnen zu können, wodurch sie besonders geeignet ist, auch beim Menschen angewendet zu werden, daher wir auch mittelst dieser Methode das Hkf des sterbenden Menschen werden nachweisen können, wie das Hvf beim kranken Menschen seit 1909 nachgewiesen ist.

7. Das Wesen des Herzkammerflimmerns.

Seinem Wesen nach ist das Flimmern eine Reizerscheinung; es wird durch Reize ausgelöst und die flimmernde Herzabteilung befindet sich im Zustande der Übererregung. Dazu sei gleich bemerkt, daß der auslösende Reiz durchaus nicht, wie vielfach geglaubt wird, ein sehr starker sein muß, er kann auch ein relativ recht geringer sein, wie z. B. eine Berührung der Kammern. Was in diesem Falle dem auslösenden Koeffizienten an Stärke fehlt, das ersetzt sozusagen die betreffende Herzabteilung durch eine entsprechend größere Disposition. Das zu wissen, ist besonders wichtig für die Auslösung des Hkf beim kranken Menschen, worauf wir noch zurückkommen.

Welche Koeffizienten auch das Hkf hervorrufen, in letzter Linie handelt es sich immer, bei dem durch künstliche elektrische oder mechanische Reize ausgelösten Flimmern wenigstens im Falle des überdauernden Flimmerns, um eine **abnorme Bildung der Herzreize**.

Die Abnormität besteht:

1. darin, daß die Herzreize sich auch an anderen Stellen bilden als an dem normalen Ort der Reizbildung, d. h. es findet, wie ich es ausgedrückt habe, außer der nomotopen auch eine heterotope Reizbildung statt;
2. darin, daß die Zahl der Herzreize beim Flimmern abnorm hoch ist, und zwar so hoch wie bei keiner anderen Reizbildungsstörung des Herzens.

Im Jahre 1900 wies ich darauf hin, daß das Flimmern in die Klasse der myorethischen Unregelmäßigkeiten des Herzens gehöre, also in die Klasse der Extrasystolen. Es stellt das Maximum einer Extrasystolie dar, eine Hyperextrasystolie, oder mit anderen Worten das Maximum einer heterotopen Reizbildung.

In Zusammenhang mit der Tatsache, daß bei der Besichtigung flimmernder Herzkammern verschiedene Stellen derselben zur selben Zeit anscheinend sehr verschiedene Schlagfrequenzen besitzen, war zu entscheiden, ob das Hkf auf einer monotopen oder polytopen Reizbildung beruht. Winterberg war wie ich der Meinung, daß beim Hkf die Reizbildung eine polytope sei.

Ich habe eine polytope Reizbildung beim Hkf angenommen, weil ich beobachtete, daß nach dem Zerschneiden flimmernder Kammern großer Hundeherzen in eine Anzahl Teile, jeder Teil einige Zeit für sich weiter flimmern kann. Auch sprechen die im Elektrokardiogramm flimmernder Kammern zu beobachtenden Schwebungen für die Interferenz mehrerer Rhythmen.

Nach den letzten Untersuchungen von Rothberger und Winterberg kann, wie sie auf S. 426 sagen, an dem Vorkommen multipler Reizbildung beim Flimmern der Kammern nicht gezweifelt werden; sie nehmen aber an, daß die monotope Reizbildung beim Hkf die gewöhnlichere Form ist. Dazu sei bemerkt, daß jene Autoren das elektrische Flimmern, und zwar das überdauernde Hkf untersuchten, womit nicht gesagt ist, daß auch beim Koronarflimmern, Kaliflimmern oder durch andere Koeffizienten hervorgerufenen Hkf die monotope Reizbildung die gewöhnlichere Form ist.

Kronecker hat übrigens 1884, wie ich jetzt gefunden habe, angegeben: „Wenn man ein flimmerndes Herz (Hund) durchschnitten hatte, so flimmerten die separaten Stücke weiter"; er hat diese Tatsache aber nicht in jenem Sinne verwertet.

Diese Frage, ob beim Hkf die Reizbildung poly- oder monotop ist, bedarf zu ihrer definitiven Beantwortung noch weiterer Bearbeitung.

Die Untersuchungen über die myoerethischen (extrasystolischen) Unregelmäßigkeiten hatten ergeben, daß es sehr verschiedene Frequenzen gibt, in denen die Extrasystolen sich folgen können. Extrasystolen können sporadisch auftreten oder regelmäßig getrennt durch eine monotope Systole, oder in ganzen Gruppen und Reihen, wobei ihre Zahl dann höher ist als die Normalschlagzahl. Diese Zahl der Extrasystolen kann bei den Kammertachysystolien eine sehr große werden und endlich so steigen, daß die Kammern den Eindruck des Flimmerns hervorrufen.

Je nach der Frequenz und der Stärke der zu beobachtenden Bewegungserscheinungen an den Kammern, hat man hierfür, wie schon erwähnt, auch verschiedene Ausdrücke gebraucht, so den Ausdruck Flattern, bei dem die Frequenz nicht so hoch ist wie bei dem feinschlägigen Zittern bzw. Vibrieren, bei dem das Flimmern so feinschlägig sein kann, daß es der direkten Beobachtung leicht entgeht; man glaubt dann oft, es mit einem Stillstand der Kammern zu tun zu haben. In dieser Hinsicht sind früher gewiß oft Irrtümer vorgekommen und können auch heute noch vorkommen, wenn man bei der Inspektion nicht sehr scharf zusieht.

Das Vorkommen der geschilderten Steigerungen in der Zahl der aufeinanderfolgenden Extrasystolen, von einigen wenigen bis zu Hunderten und bis zum Flimmern, spricht zwar dafür, daß das Hkf monotop entstehen kann, aber seine polytope Entstehungsweise ist damit nicht ausgeschlossen.

Wenn wir sagten, daß die Zahl der Reize beim Flimmern abnorm hoch ist, so wissen wir das einerseits aus der Tatsache, daß wir beim normalen Herzen zum künstlichen Hervorrufen von Hkf sehr frequenter Reize bedürfen, andererseits aus der direkten Beobachtung, genauer aus der Zahl der Oszillationen in der Suspensionskurve oder in dem Elektrokardiogramm flimmernder Kammern. Wenn wir nun auch vorsichtig sein müssen und nicht ohne weiteres annehmen dürfen, daß der Oszillationsfrequenz im Elektrogramm eine ebenso hohe Reizfrequenz entspricht, so ergibt sich doch auch bei Berücksichtigung dieser Fehlerquelle noch eine sehr hohe Schlagfrequenz und damit auch Reizfrequenz.

Wie weiter oben erwähnt, entnahmen Ludwig und Hoffa der Herzhebelkurve eine Oszillationsfrequenz von 604 pro Minute. Die Zahl der elektrischen Oszillationen bei feinem Ventrikelflimmern habe ich seiner Zeit aus dem von J. Rothberger und H. Winterberg im Jahre 1910 abgebildeten Elektrogramm auf 780—840 pro Minute berechnet. Die gleichen Autoren gaben 1915 die Frequenz der elektrischen Oszillationen beim Kammerflimmern des Katzenherzens auf 400—800 pro Minute an. „Ist die Oszillationszahl auf 400 oder darunter gesunken, so geht das Flimmern der Kammern in Flattern bzw. in Wogen und Wühlen über." Aus Kahns zwei Elektrogrammen des elektrischen Kammerflimmerns, im Jahre 1909 vom Hundeherzen aufgenommen, geht eine Oszillationsfrequenz von etwa 300 und darunter; aus dem Elektrogramm im Jahre 1911 bei Koronarflimmern des Hundeherzens pro $\frac{1}{5}$ Sekunde 2—5, pro Minute etwa 600—720 hervor. Jolly und Ritchie bildeten ein Elektrogramm im Jahre 1911 ab, gewonnen am Hund durch elektrische Reizung; die Oszillationsfrequenz betrug etwa 840. G. Lewy und Th. Lewis haben im selben Jahre 3 Elektrogramme reproduziert, gewonnen am Katzenherzen durch kombinierte Applikation von Adrenalin und Chloroform; bei dem einen Versuche betrug die Oszillationsfrequenz anfangs etwa 780, etwas später ungefähr 300—360. In dieser Zeit befinden sich die Kammern nach den Autoren in dem irreparablen Stadium des Flimmerns.

P. Hoffmann und E. Magnus-Alsleben haben 1914 an Kaninchen-, Katzen- und Hundeherzen die Kammern elektrisch gereizt und mit der Hebelmethode die Kontraktionen verzeichnet. Sie geben an bei etwa 550 Reizen in der Minute noch koordiniertes Schlagen beobachtet zu haben, das sie als Flattern bezeichnen. „Bis 510 war ein vollkommen koordiniertes Schlagen leicht zu erzielen." Bei einem Kaninchen erreichten sie durch eine Dosis von 0,04 g Akonitin eine Frequenz von 390 Kammersystolen.

Das abnorm häufige Schlagen der Kammern habe ich 1905 zum Unterschied vom Ausdruck Tachykardie, der die Frequenzsteigerung des ganzen Herzens bezeichnet, Kammertachysystolie genannt. Beim Herzkammerflimmern handelt es sich ebenfalls, wie schon erwähnt, um eine Kammertachysystolie; so auch beim Flattern, wenn man letzteres als eine Vorstufe des Hkf bezeichnen will, bei der, wie Hoffmann und Magnus-Alsleben meinen, die Kammern noch koordiniert schlagen. Beim Hkf kommt, jedenfalls in vielen Fällen, die Inkoordination zu der noch höheren Frequenz hinzu. Beim Wühlen und Wogen erscheint die Inkoordination besonders ausgeprägt, wobei aber die Frequenz wieder die Werte wie beim Flattern erreicht und darunter. Diese Inkoordination ist nun sicher zum Teil durch die Art bedingt, wie die Kammern auf die Reize reagieren; zum Teil könnte sie aber auch auf polytoper Reizbildung beruhen. Über diese Inkoordination, soweit sie durch Änderung der Reaktionsfähigkeit bedingt ist, sei folgendes kurz erwähnt.

Mit der Änderung der Herzfrequenz ändert sich gleichzeitig die refraktäre Phase, worauf ich mit Bezug auf das menschliche Herz im Jahre 1902 die Aufmerksamkeit lenkte. Nimmt die Schlagzahl zu, so verkürzt sich im allgemeinen die refraktäre Phase. Diese Verkürzung hat ihre Grenze. Je nach dem Zustand, in dem sich die Muskelfasern der entsprechenden Herzabteilung befinden, antworten diese bei Zunahme der Reizfrequenz mit einer entsprechenden Schlagfrequenz oder nicht; das gleiche gilt für die Reaktion auf die Leitungsreize. Bei entsprechender Steigerung der Reizfrequenz kann es so zu partiellen Asystolien kommen, die bekanntlich dem Herzalternans zugrunde liegen, der auftritt, wenn die Anspruchsfähigkeit gewisser Muskelfasern auf die Leitungsreize abgenommen hat.

Auch beim Flimmern dürfte es sich demnach infolge der hohen Reizfrequenz und des oft recht verschiedenen Zustandes der Muskelfasern einer Herzabteilung um partielle Asystolien handeln. Ein Teil der Muskelfasern antwortet dann nicht auf jeden Reiz, sondern nur auf jeden 2., 3. oder 4., und wenn sie antworten, so doch in verschiedenen Stadien ihrer anspruchsfähigen Phase. Dadurch kann die Größe der einzelnen Kammersystolen in der verschiedensten Weise wechseln. Trendelenburg hat 1903 das infolge elektrischer Reizung der Froschkammerspitze auftretende Wühlen und Wogen durch ungleich frequente Kontraktionen der einzelnen Muskelbündel erklärt; zu seiner Erklärung käme noch die Berücksichtigung der oben erwähnten Leitungsreize. Das Wühlen und Wogen ist sozusagen ein Flimmern der schon mehr geschädigten Kammern und es spielen dabei Verschlechterungen der Erregungsleitung eine größere Rolle. Das Wühlen und Wogen ist es auch, welches bei der Inspektion ganz besonders den Eindruck der Inkoordination der Muskelfasern einer Herzabteilung hervorruft. Es schließt sich an ein länger andauerndes Flimmern an, sobald infolge der durch das Flimmern bedingten Zirkulationsunterbrechung die Ernährung und Erwärmung des Herzens entsprechend gelitten hat; es kann aber bei entsprechend geschädigten Kammern gleich an Stelle des Flimmerns auftreten. Ob bei dem an ganz frischen Herzen durch faradische Reizung ausgelösten Flimmern partielle Asystolien eine große Rolle spielen, ist noch nicht sicher entschieden, aber nach den vorliegenden Erfahrungen werden sehr wahrscheinlich beim Flimmern des etwas geschädigten Herzens partielle Asystolien vorkommen. Die große Inkoordination der Bewegungen, die an flimmernden Kammern so oft zu beobachten sind, lassen sich also nach den obigen Ausführungen durch das Vorkommen partieller Asystolien, polytoper Reizbildung und partiell geschädigten Leitungsvermögens bei entsprechend hoher Reizfrequenz erklären. Wie immer aber auch das Vorkommen polytoper Reizbildung und partieller Asystolie beim Hkf sich im einzelnen gestaltet, der auslösende Koeffizient ist die abnorm hohe Reizfrequenz, der Tachyerethismus, der eine solche Kammertachysystolie auslöst, daß keine Blutförderung mehr stattfindet. Da letztere Tatsache für unsere Besprechung des Herzkammerflimmertodes von größter Bedeutung ist, wollen wir zunächst die Folgen des Hkf ausführlicher erörtern.

8. Über die Folgen des Herzkammerflimmerns.

Die unmittelbare Folge des Hkf ist, wie schon erwähnt, die plötzliche Sistierung der Blutaustreibung. Die weiteren Folgen resultieren aus der mit der Sistierung der Blutaustreibung verbundenen Anämisierung der Organe, von denen hier vor allem das zentrale Nervensystem und das Herz selbst zu nennen sind.

Die Anämisierung hat Reiz- und Lähmungserscheinungen zur Folge, von denen die Erregung des zentralen Nervensystems durch die Krämpfe der Skelettmuskulatur, eingeschlossen die der Atmung, besonders sinnfällig sind. Ihnen schließt sich die zentrale Lähmung der Skelettmuskulatur mit Einschluß der Atmung an. Dadurch ist außer dem Herzen ein zweites lebenswichtiges Organ außer Funktion gesetzt und damit der Tod in dem weiter oben erwähnten klinischen Sinne dieses Wortes eingetreten. Die Sistierung der Atmung erfolgt gewöhnlich in der Weise, daß nach den Atemkrämpfen eine verschieden lang anhaltende, eine Anzahl von Sekunden dauernde präterminale Atempause eintritt, der dann mit abnehmender Stärke noch einige terminale Atemzüge folgen.

Die Folgen des Hkf für das Herz selbst, dessen Wände nun nicht mehr durch die Koronararterien mit Blut versorgt werden, bestehen darin, daß das Flimmern allmählich einen anderen Charakter annimmt, in das schon weiter oben erwähnte Wühlen und Wogen übergeht, bis auch dieses sistiert. Dann können eventuell immer noch einige kraftlose Kontraktionen auftreten, bis auch diese aufhören. So pflegen im allgemeinen die Folgen des letalen, d. h. des zum Tode führenden Hkf zu sein, die im einzelnen, z. B. je nachdem ob die Vorhöfe auch flimmern oder nicht, sich etwas verschieden gestalten können.

Da das Hkf eine Anämisierung der Organe nach sich zieht, ist es klar, daß die Folgen sehr verschieden sein können, je nach der Dauer des Kammerflimmerns.

Die Erfahrungen des Säugetierexperimentes haben gelehrt, daß das Hkf oft auch eine nur passagere Erscheinung sein kann, womit ausgedrückt sein soll, daß die Kammern nach einiger Zeit wieder zu ihrer früheren geordneten Tätigkeit zurückkehren. So ist z. B. bei erwachsenen Hunden das Hkf fast immer letal, während bei Katzen, Kaninchen und auch bei Affen sich öfters passageres Hkf beobachten läßt.

Wie gewissermaßen selbstverständlich, hört auch das letale Flimmern schließlich auf und ist insofern ebenfalls eine vorübergehende Erscheinung. Indessen haben wir für das letale Flimmern eine deutliche Begrenzung, das ist das Aufhören des letzten Atemzuges; damit ist nicht gesagt, daß das Flimmern diesen letzten Atemzug nicht noch einige Zeit überdauern könnte.

Das Intervall Hkf — l. A., d. h. die Zeit vom Eintritt des Hkf bis zum Aufhören des letzten Atemzuges (l. A.) mit anderen Worten die Sterbedauer im klinischen Sinne des Wortes, kann beim Hkf je nach den Umständen eine verschiedene sein; sie kann eine Anzahl von Sekunden, aber auch 1—2 Minuten betragen. Wenn ich trotz der eventuellen Sterbedauer von ein bis zwei Minuten beim Herzkammerflimmertod seit 1915 von einem Sekundenherztode spreche, statt von einem Minutentode, wie noch 1912, so habe ich dies, wie erwähnt, getan, um die Plötzlichkeit des Todes noch mehr in den Vordergrund zu stellen, d. h. genauer gesagt, um sowohl die Plötzlichkeit, mit der das Versagen des Herzens eintritt, als auch die auffallende Kürze der Sterbedauer entsprechend zu betonen.

Die Frage, warum in dem einen Falle das Hkf nur passager auftritt, in dem anderen aber zu einem letalen wird, hängt mit den Koeffizienten des Hkf zusammen, zu deren Besprechung wir jetzt übergehen wollen.

9. Über die auslösenden und die disponierenden Koeffizienten des Herzkammerflimmerns.

Löst, wie man zu sagen pflegt, irgend ein Koeffizient ein Geschehen am Organismus aus, so ist dieses Geschehen in Wirklichkeit doch immer das Ergebnis zahlreicher Koeffizienten. Von diesen Koeffizienten pflegt aber gewöhnlich (s. S. 8) nur einer als die Ursache bezeichnet zu werden, d. h. das Mitwirken vieler anderer Koeffizienten, so auch des Organismus an diesem Geschehen wird oft gar nicht berücksichtigt, falls nicht seine größere oder geringere Geneigtheit zum Zustandekommen dieses Geschehens besonders betont werden soll. In Wirklichkeit ist der Organismus bei der Einwirkung eines Koeffizienten an dessen Wirkung immer als, wie wir sagen können, vitaler Koeffizient mitbeteiligt. Das, was man gewöhnlich als Disposition bezeichnet, bringt eigentlich nur die gesteigerte Mitwirkung des Organismus zum Ausdruck. Wenn wir im folgenden die auslösenden und die disponierenden Koeffizienten unterscheiden, so dürfen wir demnach nicht vergessen, daß der jeweils erwähnte disponierende Koeffizient nur einer von der Summe jener Koeffizienten ist, den wir oben vitalen Koeffizienten nannten und ferner, daß je nach den Umständen bzw. Standpunkte ein Koeffizient einmal als auslösender, das andere Mal als disponierender bezeichnet werden kann. Ein wesentlicher Unterschied zwischen einem auslösenden und einem disponierenden Koeffizienten ist der Zeitpunkt seines Wirkens, indem der disponierende dem auslösenden zeitlich vorangeht, denn der disponierende muß schon vorhanden sein, bevor der auslösende einwirkt.

Von großer Bedeutung ist es endlich immer dessen eingedenk zu sein, daß der auslösende Koeffizient um so geringfügiger sein kann, je größer der schon bestehende disponierende Koeffizient ist, denn diese nicht immer genügend beachtete Tatsache läßt in vielen Fällen die oft schweren Folgen der Einwirkung eines geringfügigen auslösenden Koeffizienten, so z. B. den Tod des Individuums erst verstehen. —

Wie wir zum Teil schon erwähnten, kann Hkf durch recht verschiedene Koeffizienten hervorgerufen werden, unter denen wir zunächst zweckmäßigerweise die auslösenden von den disponierenden unterscheiden. Die auslösenden trennen wir wieder in die äußeren und die inneren. Durch welchen äußeren Koeffizienten das Flimmern auch ausgelöst sein mag, in letzter Linie sind die auslösenden Koeffizienten die natürlichen inneren Herzreize.

Unter innerem Herzreiz oder Ursprungsreiz des Herzens, wie ich ihn 1902 nannte, verstehe ich jenes noch unbekannte Geschehen, das dort vor sich geht, von wo die automatische Tätigkeit des jeweiligen Herzabschnittes ihren Ursprung nimmt. Von diesen Ursprungsreizen nannte ich alle jene, die nicht an der normalen gesetzmäßigen Stelle entstehen, heterotope Ursprungsreize. Das Ausgelöstwerden durch heterotope Ursprungsreize, und zwar durch ventrikuläre, ist allen Fällen von Hkf gemeinsam, mögen die äußeren Koeffizienten welche immer sein. Ob diese heterotopen Ursprungsreize ihrer Qualität und Quantität nach verschieden sein können, wissen wir noch nicht sicher. Nur über die Orte der heterotopen Reizbildung sind wir heute schon einigermaßen orientiert, daher wir sie auch in einem besonderen Kapitel behandeln wollen, soweit sie sich auf das Hkf beziehen.

Das Vorhandensein heterotoper ventrikulärer Ursprungsreize erschließen wir aus der Beobachtung der durch sie ausgelösten Systolen der Kammern, mögen diese sporadische Kammerextrasystolen sein oder Kammertachysystolien, wie wir sie in den extremsten Graden beim Flimmern beobachten. Da die Systolen das sichtbare, die Ursprungsreize nur das erschlossene sind, wollen wir uns hier an die ersteren halten. Bei der Beantwortung der Frage nach den äußeren auslösenden Koeffizienten des Hkf könnten wir nach diesen Ausführungen die Frage auch so formulieren, welche Koeffizienten können heterotope ventrikuläre Systolen auslösen? Die ausführliche Beantwortung dieser Frage würde aber hier zu weit führen, daher wir uns entsprechend unseren Zwecken im wesentlichen auf die Aufzählung jener äußeren Koeffizienten beschränken wollen, die Hkf auslösen können. Dabei sei gleich hervorgehoben, daß mir kein äußerer, Kammerextrasystolen auslösender Koeffizient bekannt ist, der bei entsprechender Steigerung seiner Intensität oder bei entsprechender Kombination mit einem oder mehreren anderen auslösenden Koeffizienten nicht auch Hkf auslösen könnte.

Von den äußeren auslösenden Koeffizienten wollen wir zunächst die elektrischen Reize nennen, zumal sie auch jene waren, die, wie wir hörten, mit die ersten Koeffizienten waren, deren künstliche Anwendung Hkf beobachten ließ. Bei dieser künstlichen elektrischen Reizung wird das Herz immer direkt gereizt. Erst viel später dachte man daran, daß die Schädigungen durch Elektrizität (wofür F. Batelli den Namen Elektrokution gebraucht), besonders der Tod durch Elektrizität auch mit durch Hkf herbeigeführt werden dürfte. Dies haben wohl zuerst systematisch Prevost und Batelli in den Jahren 1899—1902 gezeigt. Sie geben an, daß Kondensator-Entladungen den Tod gewöhnlich durch Aufhebung der Funktion der Nervenzentren, besonders des Atemzentrums herbeiführen, seltener durch Hkf. Bei ausgewachsenen Meerschweinchen kann letzteres durch eine schwache Entladung geschehen, bei Hunden, seltener bei Kaninchen erst durch eine Reihe rasch aufeinander folgender Entladungen. Bei der Wirkung elektrischer Ströme (Wechselstrom, Gleichstrom, Induktionsstrom) spielt jedoch das Flimmern die Hauptrolle, und zwar auch bei der Applikation des Stromes auf die Oberfläche des Körpers. Dabei fanden sie, daß nur Ströme von relativ niedriger Spannung Flimmern hervorruft, nicht aber solche von sehr hoher Spannung.

Jellinek, der 1903 den Tod durch elektrische Ströme auf Verletzungen der Nervenzentren zurückführte, hat 1908 die Versuche von Prevost und Batelli unter Anwendung von Gleichströmen wiederholt und weiter ausgeführt. Auch er findet, daß der Tod primär durch Hkf herbeigeführt wird. Indem ich hier bezüglich der weiteren Einzelheiten über den Tod durch Hkf infolge elektrischer Ströme auf die Mitteilungen der genannten Autoren (siehe auch Boruttau 1916) verweise, möchte ich nur noch betonen, daß bei einem Individuum mit entsprechender Disposition, z. B. schon geschädigter Herzfunktion der Tod durch elektrisches Herzflimmern leichter eintreten wird als ohne eine solche Disposition, was noch nicht entsprechend gewürdigt ist, worauf wir aber später zurückkommen.

Bezüglich der mechanischen Reize haben wir weiter oben schon den Kroneckerschen Herzstich erwähnt. Dieser stellt immerhin schon eine relativ grobe mechanische Einwirkung dar im Vergleich zum Streichen, z. B. mit einem Bleistift, zum Anfassen oder Berühren des Herzens. Alles dies kann bei entsprechender Disposition Hkf auslösen. Der Kroneckersche Herzstich spielt gegenüber anderen Herzstichen, die ein gesundes Herz sehr gut verträgt, nur insofern eine besondere Rolle, als er Orte traf, die, wie wir heute wissen, zur heterotopen Reizbildung besonders geeignet sind, worüber wir im folgenden Kapitel noch einiges zu sagen haben. Hervorheben möchte ich nur noch, daß das durch mechanische Reize ausgelöste Hkf für die Ausübung der Herzmassage von Bedeutung ist, denn es ist schon von einer Anzahl Autoren angegeben worden, daß Herzmassage, wie auch ich aus Erfahrung weiß, Hkf bewirken kann. So erwähnt Kronecker 1897, daß er Hunde ersticken ließ, bis das Herz dunkelblaurot in maximaler Diastole ruhig blieb, sodann das Herz (während der künstlichen Atmung) massierte, worauf es in vielen Fällen wieder anfing, sich zu bewegen, aber in fibrillären Zuckungen. Andererseits kann Herzmassage unter Umständen auch das Hkf beseitigen, was noch besonders besprochen werden soll.

Zu den mechanischen Reizen wären auch die Kontinuitätstrennungen des Herzens, besonders die plötzlichen zu rechnen, seien sie wie immer hervorgerufen.

Thermische Reizung spielt im allgemeinen unter den Koeffizienten des Hkf keine große Rolle. Hier sei nur der Vollständigkeit wegen erwähnt, daß rasche Temperaturschwankungen nach Mc William, Kronecker sowie Langendorff Flimmern oder Wogen der Herzkammer veranlassen können.

Das Koronarflimmern, wie ich das durch Koronararterienverschluß (Kav) hervorgerufene Flimmern genannt habe, haben wir schon weiter oben mit Bezug auf ihre Beobachter angeführt. In meiner 1915 erfolgten Mitteilung kam ich zu folgenden Ergebnissen: „Kav hat nur im Verein mit anderen Koeffizienten Hkf zur Folge; letzteres kann daher nicht die notwendige Folge nur des ersteren sein.

Soweit es bis jetzt bekannt ist, gehören zu diesen Koeffizienten die Größe der Arterie, die Funktion des von ihr versorgten Bezirkes, die Narkose, die Blutung, die Nebenverletzungen (disponierende Koeffizienten).

Das Hkf nach Kav nur auf Nebenverletzungen zu beziehen, wie Langendorff und Tigerstedt es taten, ist unzutreffend. Tritt unmittelbar im Anschluß an eine Verletzung des Herzens, wie eine Extrasystole auf einen mechanischen Reiz, Flimmern auf, so ist dies bei den Versuchen über die Folgen des Kav ein Versuchsfehler. Das kürzeste an 20 Hundeherzen von mir beobachtete Intervall zwischen Kav und dem Beginn des Hkf betrug $1\frac{1}{2}$ Minuten. Zusammenfassend kann man sagen, daß es von dem jeweiligen Verhältnis, des Grades der Disposition (D) der Herzkammern zur Größe der Auslösung (A) abhängt, ob und wie rasch nach Kav Hkf eintritt, mit anderen Worten wie groß das Intervall Kav—Hkf ist.

Als auslösende Koeffizienten kommen nacheinander in Betracht: der Kav, die lokale Ischämie, die lokale Vergiftung, vielleicht als wesentlich die Kohlensäure und schließlich die heterotopen Herzreize.

Ein das Flimmern unterstützender Koeffizient ist die als Koeffekt des Kav auftretende lokale Herabsetzung der Kontraktilität. Auch an nur mit Ringerscher Lösung gespeisten Hundeherzen vermag der Verschluß einer größeren Koronararterie Hkf herbeizuführen.

Kommt es nach Kav zu Hkf, so geht diesem nicht, wie Cohnheim und v. Schultheß-Rechberg und auch Porter meinten, ein Stillstand des Herzens voraus.

Das plötzliche Versagen beider Kammern nach Kav beruht auf dem lokal ausgelösten Flimmern beider Kammern, durch welches sich auch Fälle von ganz plötzlichem Herztod beim Menschen erklären lassen."

In meiner Mitteilung „Zur Erklärung des plötzlichen Todes bei Angina pectoris" habe ich unter anderem noch besonders hervorgehoben, daß Kav nicht nur als auslösender, sondern auch als disponierender Koeffizient in Betracht kommen kann, indem auf die durch Kav zuvor schon geschädigten Kammern nachträglich noch irgend ein Koeffizient, z. B. ein mechanischer Reiz, eventuell der nachfolgende Verschluß einer zweiten Koronararterie usw. einwirkt.

Es gibt eine Anzahl Koeffizienten des Hkf, die nur abnorme Steigerungen normaler Vorgänge im Organismus sind. Dazu gehören:

1. Rasche und starke arterielle Drucksteigerungen,
2. Stärkere Anhäufung von Kohlensäure.
3. Erhöhte Vaguserregungen.
4. Erhöhte Akzeleranserregungen.

Ad 1. Hkf durch plötzliche und starke arterielle Drucksteigerungen habe ich beobachtet: a) bei Erschwerung des arteriellen Abflusses durch Verschluß der Aorta jenseits des Abganges der linken A. subclavia bei Kaninchen, b) durch Verschluß der zum Hirn führenden Arterien (Kußmaul-Tennerscher Versuch) bei Kaninchen, c) durch dyspnoische Erregung des Vasomotorenzentrums, d) durch reflektorische Erregung des Vasomotorenzentrums z. B. von der Nasenschleimhaut aus, e) durch Injektion von Adrenalin.

Bei allen diesen Koeffizienten wirken immer noch andere Koeffizienten als die arterielle Drucksteigerung mit. So z. B. bei b die Erregung der extrakardialen Herznerven und auch die Dyspnoe, wenn man nicht künstlich ventiliert, bei c ebenfalls die Erregung der extrakardialen Herznerven und die Dyspnoe, bei d die Erregung der extrakardialen Herznerven und die direkte Wirkung des Adrenalins auf das. Herz.

Ad 2. Stärkere Anhäufungen von Kohlensäure erfolgen bekanntlich bei den verschiedensten Störungen der äußeren und inneren Atmung. Mit diesen pflegt gewöhnlich Sauerstoffmangel verbunden zu sein.

Aus Versuchen von R. Magnus aus dem Jahre 1902, die er zu anderen Zwecken vorgenommen hat, ging hervor, daß die Durchströmung der Koronargefäße mit Kohlensäure die Kammern des isolierten Katzenherzens zum Flimmern bringt, während Durchströmung mit Wasserstoff dies nicht tat.

Daß Erstickung des Tieres zu Hkf disponiert, ist mir aus vielen Versuchen bekannt, wobei man durchaus nicht so weit zu gehen braucht, wie in den weiter oben (S. 31) angeführten Versuchen von Kronecker. Schon Mc William hat 1887 angegeben, daß an einem durch Atemsuspension oder tiefes Sinken des Blutdruckes empfindlich gewordenen Herzen leichter Fingerdruck, Reibung an den durchschnittenen Rippen usw. genügt, um Flimmern oder Wogen auszulösen.

Die Erstickung bzw. Störung der inneren Atmung braucht eventuell auch nur eine lokale zu sein, wie z. B. nach Verschluß einer Koronararterie. Man sieht dann den von ihr versorgten Herzbezirk zunächst abblassen, alsbald aber eine livide Färbung annehmen.

Chronische Zustände, die zu dyspnoischer Blutmischung führen, disponieren gewiß auch beim Menschen zu Hkf.

Ad 3. Über den Einfluß der Vaguserregung auf die Erzeugung und Beseitigung von Hvf und Hkf liegen sehr viele Versuche vor. Wir beschränken uns hier auf diejenigen, die sich auf das Hkf beziehen, und erwähnen zunächst nur die Erfahrungen, die über das Hervorrufen von Hkf durch Vaguserregung berichten.

Knoll sah 1897 an den Ventrikeln kurarisierter, künstlich ventilierter Kaninchen als Nachwirkung nach Beendigung der elektrischen Reizung des peripheren Halsvagusstumpfes Unregelmäßigkeit, Flattern und Flimmern auftreten, was auch ich wiederholt beobachtet habe. Versuche über elektrische Vagusreizung an Hunden und Katzen ergaben K. Winterberg 1907, „daß durch Vagusreizung die Entstehung des Kammerdeliriums erleichtert wird. Doch ist der Einfluß des Vagus nach dieser Richtung relativ schwach". Wie ich im Jahre 1900 und 1901, so ist auch Winterberg der Meinung, daß die Erregung des Vagus

Extrasystolen bzw. Flimmern nur indirekt hervorruft, oder mit anderen Worten, nur einen fördernden Einfluß hierauf hat. Weiland hat in meinem Institute 1911 speziell den fördernden Einfluß der Vaguserregung bei gleichzeitig bestehender arterieller Drucksteigerung auf das Auftreten von Extrasystolen bestätigt, was nach meiner Erfahrung auch für das Auftreten von Hkf gilt, und hat ebenfalls hervorgehoben, daß dieser Einfluß der Nervi vagi sich oft erst nach einiger Zeit, zuweilen erst nach Sistieren der Vaguswirkung bemerkbar macht.

Der flimmerbefördernde Einfluß der Vaguserregung gilt nun nicht nur für die elektrische Reizung der Vagi, sondern auch für die Vaguserregung durch natürliche Koeffizienten, wie dies bei der Dyspnoe oder der Erregung des Vaguszentrums auf reflektorischem Wege, z. B. von der Nasenschleimaut aus, der Fall ist. Auch hier kombinieren sich andere Koeffizienten, wie die direkte Wirkung der Dyspnoe auf das Herz, die dyspnoische oder reflektorische Erregung des Vasomotorenzentrums, der Akzeleratoren usw.

Wie die flimmerbefördernde Vaguswirkung auf die Kammern zu erklären ist, bedarf noch weiterer Untersuchungen. So z. B. ob die von Howell 1908 angegebene Beobachtung, daß Vagusreizung Kalium entbinde, hierbei in Betracht kommt. Nach meiner Meinung spielt die direkte Vaguswirkung auf die Kammern beim Hkf eine Rolle, während Rothberger und Winterberg 1915 angeben: „Die Frequenz der Flimmerbewegung (der Kammern) wird durch Vagusreizung nicht beeinflußt." Hierzu sei nur bemerkt, daß eine unter Umständen recht starke negativ inotrope und dromotrope Wirkung der Vagi auf die Kammern außer Zweifel steht, was ich hervorhebe, da die chronotrope Vaguswirkung auf die Kammern im allgemeinen nur eine relativ schwache ist, daher sie auch von manchen Autoren bestritten wird.

Ad 4. Nachdem ich im Jahre 1905 die unmittelbare Wirkung des Akzelerans auf die automatisch schlagenden Kammern des Säugetierherzens nachgewiesen hatte und im selben Jahre auch angegeben hatte, daß Akzeleransreizung das Flimmern der Kammern verstärkt, haben Rothberger und Winterberg, nachdem letzterer im Jahre 1907 keinen Einfluß auf das Entstehen und auf den Verlauf des Hkf hatte finden können, diesen im Jahre 1911 doch auch gefunden. Es besteht demnach heute kein Zweifel, daß Akzeleranserregung ein Koeffizient des Hkf ist, der sich in der verschiedensten Weise mit anderen Koeffizienten, wie z. B. mit einer Vaguserregung, Dyspnoe, arterielle Drucksteigerung usw. kombinieren kann.

Als disponierende Koeffizienten seien hier im Anschluß an die genannten Koeffizienten erwähnt, starke Blutdrucksenkungen und Blutungen des Herzens.

Endlich sei hier noch angeführt, daß dilatierte Herzkammern nach meiner Erfahrung zum Flimmern neigen, und zwar besonders solche, bei denen die Dilatation die Folge von Herzschwäche ist.

Außer den bisher erwähnten Koeffizienten gibt es viele Stoffe, die Hkf entweder auslösen oder disponieren können. Von diesen wollen wir zunächst diejenigen nennen, die in geringer Menge auch normale Bestandteile des Organismus sind. Dazu gehören:

1. Kalisalze.
2. Kalziumsalze.
3. Adrenalin.

Ad 1. Wie wir schon erwähnten, haben das Kaliflimmern Aubert und Dehn 1874, Mc William 1887 und ich 1915 beobachtet und studiert. Ich fand, daß KCl bei Hunden und noch leichter bei Kaninchen ventrikuläre Extrasystolen auszulösen vermag, die bei entsprechender Steigerung der Dosis in ventrikuläre Tachykardien und Hkf übergehen. Begünstigt wird das Auftreten der heterotopen Reizbildung bzw. das Hkf durch die von mir nachgewiesene Steigerung des Herzvagustonus durch Kalium und ferner durch die schon vor dem Auftreten des Flimmerns bemerkbare kontraktionsschwächende Kaliwirkung. KCl wirkt also auf die Kammern negativ inotrop und dromotrop und positiv chronotrop, d. h. ähnlich wie eine kombinierte Vagus- und Akzeleranswirkung auf die Kammern.

Ad 2. Kalziumflimmern der Kammern hat Groß 1903 aus meinem Institut wohl zuerst beschrieben; er fand auch, daß schon bestehendes Flimmern durch Kalzium verstärkt wird. Ich habe 1905 auch am wiederbelebten menschlichen Herzen nach Kalziuminjektionen Extrasystolen und Hkf beobachtet, worauf ich noch zurückkomme (S. 44). Die extrasystolenfördernde Wirkung der $CaCl_2$ (auch des $BaCl_2$) haben dann Rothberger und Winterberg 1911 kombiniert mit Vagus- und Akzeleransreizung zur Erzielung ventrikulärer Tachysystolie; diese kann in Hkf übergehen.

Ad 3. Daß Adrenalin Hkf hervorrufen kann, wenn man größere Dosen injiziert, ist mir schon lange bekannt, daher ich seiner Zeit zur Vorsicht bei intravenöser Verwendung beim Menschen geraten habe.

Levy und Lewis haben 1911 angegeben, daß bei leichter Chloroformnarkose schon relativ kleine Mengen (0,016 mg) Adrenalin bei Katzen Hkf hervorrufen kann, was Levy 1913 sowie E. Nobel und C. J. Rothberger 1914 weiter bestätigten. Hier handelt es sich um eine kombinierte Wirkung des Adrenalin und der Narkose, auf die wir noch zurückkommen.

Da Sympathikusreizung wie Erregung der Akzeleratoren auch Adrenalinämie hervorruft, könnte sich in diesem Falle die Wirkung beider zur Auslösung bzw. zur Beförderung des Auftretens von Hkf kombinieren. Adrenalin steigert auch den Blutdruck und den Vagustonus und wirkt daher nicht nur durch Erregung der Akzeleratoren und seinen direkten Einfluß auf das Herz flimmerbefördernd.

Von den Stoffen, die man auch therapeutisch verwendet, wären als Flimmerkoeffizienten zu nennen Chloroform, Äther, Morphium, Digitalis, Strophantin, Koffein. Hkf infolge von Chloroformnarkose haben Ph. Knoll 1878, Ratimow 1884, Schmey 1885, McWilliam 1887 beobachtet. Mir ist besonders aufgefallen, daß Hunde und Katzen um so wahrscheinlicher im Beginn der Chloroformnarkose plötzlich sterben, je aufgeregter sie sich zeigen. Dieser plötzliche Chloroformtod beruht zumeist auf Hkf. Wie weiter oben erwähnt, haben Levy und Lewis 1911 angegeben, daß kleine Mengen Adrenalin Katzen in leichter Chloroformnarkose plötzlichen Tod durch Hkf bewirken können. Mit dem Auftreten von Hkf in der Chloroformnarkose hat sich dann Levy 1913 und 1914 weiter beschäftigt.

Morphium hat eine fördernde Wirkung auf die heterotope Reizbildung im Herzen, worüber ich 1915 berichtete; starke Dosen können das Auftreten von Hkf begünstigen. Wie v. Tabora in meinem Institute 1906 feststellte, kann Digitalis die heterotope Reizbildung direkt und indirekt befördern; stärkere Dosen können zu Hkf führen. Dasselbe gilt von Strophantin, wie zuletzt im Jahre 1913 Rothberger und Winterberg beobachteten.

Koffein fördert ebenfalls nach meiner Erfahrung die heterotope Reizbildung; zuerst treten Extrasystolen auf, die nach größeren Dosen in Kammertachysystolie und Hkf übergehen können. Daß eine toxische Dosis von Koffein das Herz flimmernd absterben läßt, hat schon Gottlieb 1910 angegeben. Bei allen diesen Stoffen kommt bezüglich des Hkf die Größe ihrer Dosis wie auch das Vorhandensein anderer Koeffizienten sehr in Betracht. —

Die Zahl der Hkf auslösenden wie disponierenden Koeffizienten ist eine große und im vorausgehenden durchaus nicht erschöpfend dargestellt. So fehlt unter anderem hier auch die Anführung der beim Menschen vorkommenden Erkrankungen des Herzens. Wir sind aber beim Menschen vorläufig noch nicht in der Lage, die Beziehungen verschiedener Herzerkrankungen zum Hkf so genau zu analysieren, wie wir den Einfluß der genannten Koeffizienten auf das Hkf experimentell zu prüfen vermögen, daher wir im wesentlichen bis jetzt auf die am Tier gemachten Erfahrungen angewiesen sind. Über das Vorkommen von Hkf beim Menschen und über die bis jetzt vorliegenden Angaben, daß plötzliche Todesfälle beim Menschen auf Hkf beruhen könnten, werden wir in den Kapiteln 12 und 13 zu sprechen kommen. Bevor wir dies tun, wollen wir nach Besprechung der Ausgangspunkte des Hkf die Beziehungen des Hvf zum Hkf kurz erörtern, und zwar hauptsächlich aus dem Grunde, weil gerade diejenigen Fälle, in denen ich beim Menschen Sekundenherztod beobachtet habe, in vivo Vorhofflimmern zeigten.

10. Über die Orte der heterotopen Reizbildung beim Herzkammerflimmern.

Als die Orte der heterotopen Reizbildung beim Hkf sind vor allem die spezifischen Muskelsysteme der Kammern anzusehen. Unter sonst gleichen Umständen dürfte das Hkf leichter von den Hauptabschnitten des Reizleitungssystems der Kammern ausgehen als von seinen Ausläufern. Aber auch von der übrigen Herzkammermuskulatur wird es vielleicht unter Umständen ausgehen; dafür möchte ich die bekannte Tatsache anführen, daß nicht nur elektrische, sondern auch mechanische Reizung der Außenfläche der Kammern Flimmern hervorrufen kann. Diese Tatsache läßt sich allerdings vielleicht auch so erklären, daß die Reizung der Außenfläche auf dem Leitungswege irgend eine Stelle des Reizleitungssystems der Kammern zur Reizbildung anregt. Wie dem aber auch sei, dafür, daß das Hkf im allgemeinen von dem Reizleitungssystem seinen Ausgang nimmt, spricht, wie aus dem Folgenden hervorgeht, sehr Vieles.

Gaskell (1900) und später Ewald (1902) zeigten am Froschherzen, daß schon kurzdauernde elektrische oder mechanische Reizung der Verbindungsmuskulatur zwischen Vorhof und Kammer (Atrioventrikulartrichter nach His) eine die Reizung lange überdauernde Reihe von Kontraktionen auszulösen vermag.

A. Lohmann gab 1904 auf S. 449 an: „Bei einem Hunde wurden aller Wahrscheinlichkeit nach die Blockfasern durch einen Nadelstich in so starke automatische Erregung versetzt, daß sie etwa eine halbe Stunde anhaltendes Flimmern des Herzens bewirkte." Aus der Darstellung geht hervor, daß es sich aber nicht um Flimmern des Herzens, sondern der Vorhöfe handelt, und daß der Stich wohl nicht das eigentliche Bündel, sondern die Gegend zwischen Koronarsinus und Tawaraknoten traf. Er machte auch einen Versuch beim Hunde, indem er die Gegend der Blockfasern mit Induktionsschlägen reizte. Nach wiederholter Reizung übernahmen die Blockfasern die Führung der Herztätigkeit. Vorher hatte er bei diesem Hund noch festgestellt, daß die Blockfasern bei derselben Reizstärke leichter in Erregung zu versetzen waren als die Herzspitze. Er verweist dabei auch auf den Kroneckerschen Herzstich (1884). Bei diesem handelt es sich, wie erwähnt, um einen Einstich in das Ventrikelseptum an der unteren Grenze des oberen Drittels, der besonders beim Hund Kammerflimmern hervorrufen kann. Entsprechend unseren heutigen Kenntnissen findet dabei aller Wahrscheinlichkeit nach eine Reizung von Teilen des Kammerreizleitungssystems statt, worauf auch F. B. Hofmann 1905 hingewiesen hat. Nach den histologischen Befunden über die spezifischen Muskelsysteme im Herzen von Aschoff-Tawara im Jahre 1906, die fanden, daß das Hissche Bündel aus einem in der Gegend der Atrioventrikulargrenze gelegenen Knoten entspringt, sich in zwei Schenkel teilt, die sich an der Kammerinnenwand als die Purkinjeschen Fasern verzweigen, und nach den Angaben von Keith und Flack 1907 über einen an der Einmündung der oberen Hohlvene in den rechten Vorhof gelegenen Muskelknoten, sprachen weitere physiologische Untersuchungen dafür, daß diese Orte nicht nur anatomisch, sondern auch physiologisch eine Spezifität besitzen, indem sie Orte besonderer Reizbildungsfähigkeit sind und, soweit es sich nicht um die im Keith-Flackschen Knoten sich bildenden nomotopen Ursprungsreize handelt, vorwiegend die Orte der heterotopen Reizbildung sind.

Hierher gehören Versuche von mir (1907), von Lohmann (1908), von mir (1909 und 1910), von G. Ganter und A. Zahn (Nov. 1911), von K. Brandenburg und P. Hoffmann (Dez. 1911), A. Zahn (Aug. 1912), Ganter und Zahn (April 1913), L. Haberlandt (1913—1917).

Die ersten Mitteilungen von L. Haberlandt haben speziell die Auffassung gestützt, daß das den künstlichen Reiz überdauernde Wühlen des Kaltblüterherzens seinen Entstehungsort im atrioventrikulären Verbindungssystem hat, was sich ihm 1915 in Übereinstimmung mit den älteren Angaben auch für das Kammerflimmern des Meerschweinchenherzens und Kaninchenherzens ergab. Wie Lohmann beobachtete auch er, daß die Herzspitze weniger empfindlich ist als die Atrioventrikulargegend; nur bei Herzasphyxie führten auch schwächere elektrische Herzspitzenreizungen zu längerem Nachflimmern.

Schon Kronecker gab 1884 an, „daß auf Reizung des Kammerseptums am oberen Drittel das Kaninchenherz (zuweilen mit den Vorhöfen) flimmert: bei einer Stromstärke, bei welcher von der gereizten Herzspitze nicht Flimmern, sondern nur beschleunigter Herzschlag auszulösen ist". —

Für die pathologisch-anatomischen Untersuchungen der Herzen von Menschen, die einem Sekundenherztod erlegen sind, sei folgendes bemerkt.

Infolge der so kurzen Zeit innerhalb deren ein Herzkammerflimmertod erfolgt, müssen nicht notwendigerweise an den Orten des Kammerreizleitungssystems selbst ausgesprochene histologische Veränderungen zu finden sein, oder sie brauchen wenigstens nicht auf diese Orte allein beschränkt zu sein, wie z. B. bei Asphyxie oder allgemeinen Blutverlusten usw. Auch bei Embolien und frischen Thrombosen der Herzgefäße brauchen jene Orte wohl keine gröberen Schädigungen aufzuweisen, obwohl sie intra vitam durch jene pathologischen Koeffizienten in einen Zustand höherer Erregbarkeit gebracht worden sein können. Da auch immer mehrere Koeffizienten zusammenwirken, ist wohl zu bedenken, daß ein negativer anatomischer Befund am Kammerreizleitungssystem nicht gegen den Tod durch Kammerflimmern spricht. Außerdem besteht aber auch auf Grund der experimentellen Erfahrungen die Möglichkeit, daß Orte der Herzkammern, an denen keine spezifische Muskulatur zu finden ist, infolge besonderer Koeffizienten Orte höherer Erregbarkeit geworden sind, die sich auch histologisch als akut verändert feststellen lassen. —

Mit Rücksicht auf die weiter oben besprochene Tatsache, daß unter dem Einfluß der gesteigerten Erregung der extrakardialen Herznerven Hkf entstehen kann, wäre hier noch folgendes besonders zu betonen. Es besteht heute kein Zweifel für mich, daß wie die nomotope so auch die heterotope Reizbildung neurogen angeregt bzw. gesteigert werden kann. Damit ist aber nicht gesagt, daß die Ursprungsreize im Nervengewebe entstehen. So ist auch unter neurogenem Hkf nur zu verstehen, daß es sich unter dem Einfluß gesteigerter Erregung der Herznerven entwickelt hat, nicht aber etwa, daß die dem Hkf zugrunde liegende heterotope Reizbildung in nervösem Gewebe erfolgt sei. Letzteres ist für das Warmblüterherz weder erwiesen noch irgendwie wahrscheinlich.

Wegen der Unmöglichkeit, das Nervengewebe von dem Muskelgewebe beim erwachsenen Säugetierherzen anatomisch oder funktionell einwandsfrei zu trennen, hat die myogene Herztheorie noch nicht handgreifliche Beweiskraft erlangt, sie ist aber sehr wahrscheinlich richtig. Um stärker zu betonen, daß das Herz normalerweise in Abhängigkeit von dem extrakardialen Nervensystem schlägt, habe ich 1912 die normale Herztätigkeit als neuromyogene bezeichnet, zumal die myogene Theorie vielfach dahin mißverständlich aufgefaßt wurde, als lege sie den Herznerven nur eine untergeordnete Bedeutung für die Herztätigkeit bei. Diese Auffassung ist jedoch insofern nicht zutreffend, als die myogene Theorie sehr wohl betont, daß das Herz beständig unter dem Einfluß des Nervensystems steht. Man könnte höchstens sagen, daß jener nervöse Einfluß, den jeder Arzt täglich zu bestätigen Gelegenheit hat, in der Physiologie und Pathologie des Herzens eine viel größere Rolle spielt, als die Bezeichnung myogene Herztheorie zum Ausdruck bringt. Dabei darf man aber nicht vergessen, daß jene Bezeichnungsweise damit zusammenhängt, daß der myogenen Herztheorie wesentlich ein anatomisches Problem zugrunde liegt, und zwar ob als Reizbildungsstätte das Muskel- oder das Nervengewebe anzusehen ist. So wichtig nun die Entscheidung dieser Frage einerseits auch ist, so genügt doch andererseits zur Beantwortung vieler Fragen der Herzpathologie die Kenntnis der Tatsache, daß die jederzeit zu beobachtende Abhängigkeit des nicht isolierten Herzens vom extrakardialen Nervensystem zwar eine große Rolle in der funktionellen Wechselbezeichnung zwischen Hirn und Herz spielt, daß aber jene Abhängigkeit keine absolute ist, denn das menschliche Herz kann auch unabhängig von seinem extrakardialen Nervensystem tätig sein, wofür der Beweis schon mehr als einmal geliefert worden ist.

11. Über die Beziehungen des Herzvorhofflimmerns zum Herzkammerflimmern.

Wie schon erwähnt, ist das Flimmern des ganzen Herzen durchaus nicht die Regel, vielmehr kommen Hkf und Herzvorhofflimmern (Hvf) gewöhnlich getrennt vor. So besteht z. B. beim Pulsus irregularis perpetuus Hvf ohne Hkf.

Vulpian hat 1874 angegeben, daß das Flimmern der Kammern sich selten auf die Vorhöfe, das der Vorhöfe aber nicht auf die Kammern fortpflanzt. Heute wissen wir auch den Grund dafür. Die Vorhöfe sind mit den Kammern nur durch eine ganz schmale Muskelbrücke in Verbindung, welche die in den Vorhöfen oder in den Kammern entstehenden Erregungen auf die Kammern oder Vorhöfe, im letzteren Falle der normalen Richtung entgegengesetzt (retrograd) überleiten. Bei Hvf werden die Kammern bei funktionierender Überleitung immer, und zwar unregelmäßig zum Schlagen angeregt. Bei Hkf zeigen die Vorhöfe viel seltener die rückläufig ausgelöste Unregelmäßigkeit. Ich selbst habe diese Tatsache bei Hundeherzen nur einige Male beobachtet. Dies hängt mit der bekannten Erfahrung zusammen, daß die retrograde Überleitung schwerer erfolgt. Hier interessiert uns jedoch besonders die Beziehung des Hvf zu den Kammern. In diesen Fällen schlagen bei funktionierender Überleitung die Kammern, wie erwähnt, nicht nur unregelmäßig, sondern oft auch sehr häufig. Es treffen die Kammern dann abnorm zahlreiche Reize. Unter diesen Umständen besteht die Möglichkeit, daß bei entsprechendem Zustand der Kammern bzw. ihrer Orte mit spezifischer Muskulatur die so häufig auslösenden Erregungen mit Anlaß zu heterotoper Reizbildung in den Kammern und damit auch zu Flimmern geben könnten. Wie in diesen Fällen die Kammern nach den Vorhöfen in Flimmern verfallen, so verhält sich das natürlich auch in jenen Fällen, in denen die Kammern nach den Vorhöfen ins Flimmern geraten, ohne daß das Hvf hierzu vielleicht direkt den Anlaß gibt. Daß die Vorhöfe und die Kammern gleichzeitig zu flimmern beginnen, habe ich bis jetzt nicht beobachtet. Die Möglichkeit muß aber zugegeben werden, denn es ist denkbar, daß die gleichen Koeffizienten z. B. Erregung der extrakardialen Herznerven gleichzeitig bzw. kurz nacheinander Flimmern der Vorhöfe und Kammern hervorrufen können. In diesem Falle ist die Beziehung des Hvf zu Hkf nicht so eng, wie in dem zuerst genannten Falle, in dem das Hvf vielleicht selbst mit auslösender Koeffizient des Hkf ist.

Daß beim Menschen eine Beziehung des Hvf zum Hkf besteht, ist nach den von mir mitgeteilten acht Fällen von Pulsus irregularis perpetuus, in denen der Tod ganz plötzlich und unerwartet eintrat (Sekundenherztod) und bei denen die Sektion die Plötzlichkeit des Todes nicht zu erklären vermochte, sehr wahrscheinlich. Vielleicht disponiert in diesen Fällen, so es sich um Tod durch Hkf handelt, die bestehende Herzerkrankung auch die Kammern zum Hkf wie zuvor die Vorhöfe, und es wird das Hkf bei Fortschreiten der Erkrankung oder Neuhinzutreten einer solchen durch das Hvf oder einen dritten Koeffizienten dann ausgelöst.

Von einem „Übergehen" oder „Fortpflanzen" des Flimmerns von A auf V oder von V auf A zu sprechen, ist nicht angezeigt, da es sich hierbei in Wirklichkeit nicht um eine Fortpflanzung des Flimmerns handelt, sondern um eine Fortpflanzung der Erregungen auf dem Wege der Überleitung, die erst in der geschilderten Art und Weise als auslösende Koeffizienten zur Bildung heterotoper Ursprungsreize eventuell beitragen könnten. Es ist leicht zu zeigen, daß die übergeleiteten Erregungen als solche kein Flimmern hervorrufen, falls nicht eine besondere Disposition der Kammern zur Bildung heterotoper Ursprungsreize vorliegt. Die Schlagzahl der Kammern, die in Abhängigkeit von den Vorhöfen schlagen, ist nach oben hin begrenzt. Wie ich 1914 betonte, ist mir eine sicher nachgewiesene nomotope aurikuläre Tachykardie (d. h. eine vom Vorhof ausgelöste Akzeleration des ganzen Herzens), die wesentlich höher als 180 wäre, beim Menschen bis jetzt nicht bekannt, wobei es noch fraglich ist, ob diese Tachykardie eine nomotope war[1]). Hingegen gibt es Vorhoftachysystolien beim Menschen mit Frequenzen der Vorhöfe bis 335. Hierbei schlagen aber die Kammern viel seltener. Mit diesen hochgradigen Vorhoftachysystolien verbinden sich immer Kammersystolenausfälle, wie sie J. Rihl 1905 aus meiner Klinik zuerst beschrieben hat. Diese Ausfälle beruhen darauf, daß die Überleitungsfasern sich nicht so häufig in Erregung versetzen lassen, als die Vorhöfe. Bezeichnen wir mit Af die Vorhoffrequenz, mit Uf die Überleitungsfrequenz, so hängt die Kammerschlagzahl ab von dem Verhältnis Af : Uf. Normalerweise nimmt in diesem Verhältnis bei Zunahme von Af auch Uf zu. Wie bei der Muskeltätigkeit, bei der Abnahme des Vagustonus, bei der Steigerung des Akzeleranstonus, so verhält es sich auch bei der Vaguslähmung, bei der Tachykardien von 150—160 beobachtet

---

[1]) In einer am 30. Juni 1917 erschienenen Mitteilung in der Zeitschr. f. exp. Pathol. u. Therap. beschreibt O. Roth auf S. 84 einen Fall von paroxysmaler aurikulärer Tachykardie, bei dem er während des Anfalles eine Kammerfrequenz von 185—190 beobachtete, die einmal 110 Minuten nach subkutaner Injektion von 1 mg Atrop. sulf. 215 betrug. Ob diese aurikuläre Tachykardie eine nomotope war, geht aus der Mitteilung nicht hervor.

worden sind. Uf kann also beim Menschen 150—160, nach der oben erwähnten Angabe bis 180 pro Minute betragen. Bei atrioventrikulären Tachykardien sind auch höhere Kammerfrequenzen bis 200 und darüber beobachtet worden.

Wie dem Kammerflimmern, so entspricht auch dem Vorhofflimmern eine Tachysystolie, bei der die Oszillationen nach dem Elektrogramm aber noch viel höher sind als die höchste von Rihl beobachtende Af von 315. So beschrieben W. A. Jolly und W. Ritchie 1911, daß sie bei dem auf Vorhofflimmern beruhenden Pulsus irregularis perpetuus im Elektrogramm der Vorhöfe irreguläre Oszillationen von 390—522 pro Minute beim Menschen beobachtet haben.

Gehen also auf dem Wege von U schon 335 von den Vorhöfen ausgelöste Erregungen nicht auf die Kammern über, so noch viel weniger die bedeutend höhere Zahl von Vorhoferregungen beim Hvf, ganz abgesehen davon, daß, wie wir oben hörten, schon Kammerfrequenzen, die wesentlich über 180 hinausgehen, es vorläufig noch fraglich erscheinen lassen, ob die Kammern in Abhängigkeit von den Vorhöfen schlagen.

Die Kammern können überhaupt nicht so frequent schlagen als die Vorhöfe. Die höchsten Kammerfrequenzen, die beim Menschen beobachtet wurden, liegen etwa zwischen 240—250, von denen es, wie gesagt, noch zweifelhaft ist, ob es aurikuläre Tachykardien waren.

Die Zahl der Kammer-Oszillationen im Elektrokardiogramm beim Hkf erreicht auch nie das Maximum der Zahl der Vorhof-Oszillationen beim Hvf.

Aus den oben gemachten Ausführungen geht hervor, daß sich das Flimmern auf dem Wege der Überleitung nicht nur nicht fortpflanzt, sondern die Beschaffenheit der Überleitung vielmehr es verhindert, daß so zahlreiche Erregungen von den Vorhöfen auf die Kammern übergehen, wie wir sie beim Kammerflimmern beobachten.

Bekanntlich wirkt die Überleitung auf die Übermittelung der Erregungen von A auf V und umgekehrt schon normalerweise verzögernd. Diese Verzögerung der Erregungsüberleitung von den Vorhöfen zu den Kammern erfolgt, wie ich 1910 zeigen konnte, im Tawaraschen Knoten. Nach meiner Auffassung können die Orte oberhalb desselben Reizbildungsstellen für Vorhofflimmern, unterhalb jenes Grenzgebietes für Kammerflimmern sein. Dieses Grenzgebiet liegt vielleicht noch genauer dort, wo Aschoff eine Übergangszone von dem Vorhofabschnitt zum Kammerabschnitt des Tawaraschen Knotens beschrieben hat. Ob bei der Reizbildung innerhalb dieses Grenzgebietes

von dort aus auch Hkf, eventuell gleichzeitig mit Hvf ausgelöst
werden kann und wie weit von da aus kammerwärts die Stellen
heterotoper Reizbildung liegen, von denen Hkf ausgehen kann,
muß vorläufig noch dahingestellt bleiben.

12. Über das Vorkommen von Herzkammerflimmern beim Menschen.

Im Jahre 1905 konnte ich auf dem XXII. Kongreß für
innere Medizin über Beobachtungen an einem künstlich wieder
belebten menschlichen Herzen eines Erwachsenen berichten, als
deren wesentlichstes Gesamtergebnis ich ausdrücklich hervorhob,
daß an diesem menschlichen Herzen keine einzige Beobachtung
gemacht werden konnte, welche mir nicht schon vom Experimente am Säugetierherzen bekannt gewesen wäre, eine Tatsache,
die für die Übertragung der am Säugetierherzen gemachten Beobachtungen auf das menschliche Herz von großer Bedeutung
ist. Unter diesen am menschlichen Herzen gemachten Beobachtungen befand sich auch das Kammerflimmern, worüber ich
folgendes unter Demonstration der erhaltenen Kurven damals
mitteilte:

„Zweimal gerieten die Kammern ins Flimmern. Das erste Flimmern
dauerte nur etwa 1 Minute und war wahrscheinlich durch einen mechanischen Reiz verursacht; das zweite Flimmern dauerte 12 Minuten und trat
im Anschluß an die Injektion von 12 ccm einer $1^0/_0$igen $CaCl_2$-Lösung auf.
Beide Male sistierte das Flimmern nach Abstellung des Zuflusses der Ringer-
schen Lösung.“

Damit war, soviel mir bekannt ist, wohl das erste Mal
Herzkammerflimmern beim Menschen graphisch aufgenommen worden und durch Ca Cl₂ hervorgerufen.

In der Diskussion zu meinem Vortrage berichtete Deneke,
daß er gleichfalls an einem wiederbelebten menschlichen Herzen
Flimmern beobachtet habe. Auf diese Beobachtung kommen
wir weiter unten noch zurück.

Da ich die mit Hilfe der Suspensionsmethode gewonnenen
Kurven über das Kammerflimmern des menschlichen Herzens
außer auf dem Kongresse noch nicht veröffentlicht habe, will
ich sie hier reproduzieren.

Das am 29. März 1905 von mir wiederbelebte Herz stammte
von einem 35 Jahre alten, an Dementia paralytica gestorbenen
Manne. Die Wiederbelebung des herausgeschnittenen Herzens
erfolgte elf Stunden nach dem Tode durch Durchströmung der
Koronargefäße mit Ringerscher Lösung (ohne künstliche Sauer-

stoffzufuhr und ohne Dextrose) vermittelst einer in die Aorta eingebundenen Kanüle. Das mit dem Schreibhebel durch einen Faden verbundene Häkchen steckte im rechten Ventrikel, dessen Kontraktionen (ganz so wie bei den Versuchen am Säugetierherzen) an der berußten Papierschleife eines Kymographions verzeichnet wurden.

Fig. 1 gibt die Kammerkontraktionen wieder und zeigt, daß eine durch einen Öffnungsinduktionsschlag bei Rollenabstand 7.5 ausgelöste Extraperiode gleich der Normalperiode war, was beweist, daß die Kammern automatisch schlagen. Die Schlagzahl betrug bei 28^0 der Durchströmungsflüssigkeit etwa 15 pro Minute. Das war kurz vor 12 Uhr. Erst 1 Uhr 45 Minuten wurde der Versuch mit der Injektion von 12 ccm einer $1^0/_0$igen $CaCl_2$-Lösung gemacht bei 25^0 der Speiseflüssigkeit. Die Kammern zeigten, wie aus Fig. 2 zu ersehen ist, unmittelbar im Anschluß an die Injektion zweimal superponierte Extrakontraktionen, worauf das Flimmern einsetzte. Aus dem höheren Niveau der Kurve ist der Tonus-

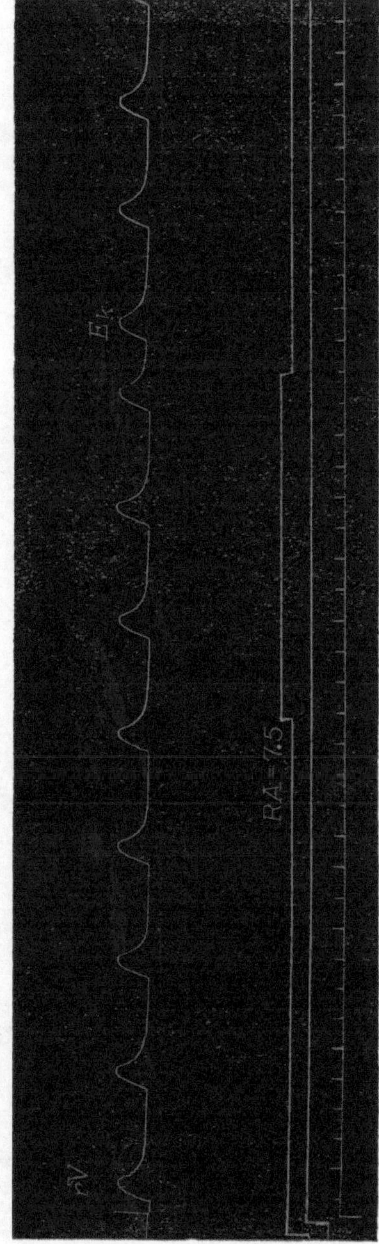

Fig. 1. Bei E_k ventrikuläre Extrasystole durch Einzelinduktionsschlag ausgelöst bei RA = 7.5; Extraperiode gleich der Normalperiode, was beweist, daß die Ventrikel automatisch schlagen.

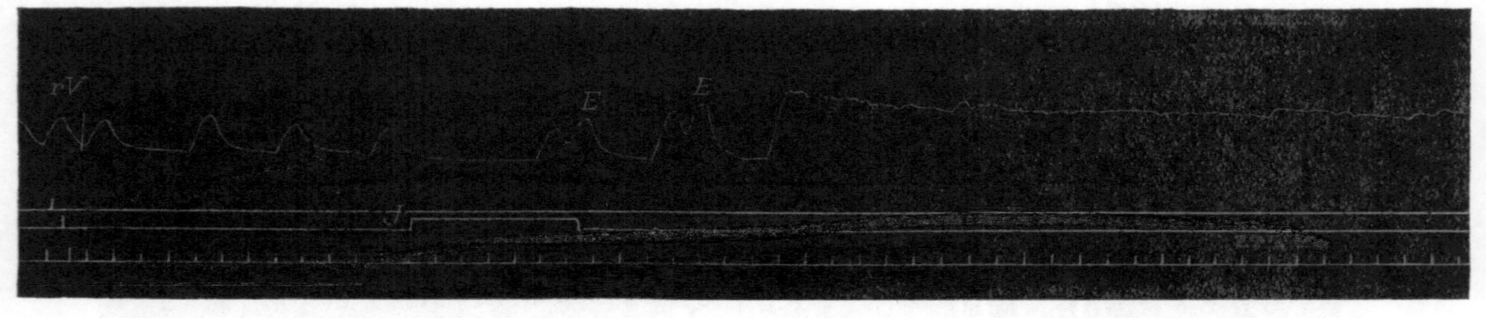

Fig. 2 u. 3. Nach Injektion (J) von 12 ccm einer 1% CaCl$_2$-lösung tritt zunächst Superposition von Ventrikelsystolen (E) auf und im Anschluß daran geraten die Kammern ins Flimmern, welches

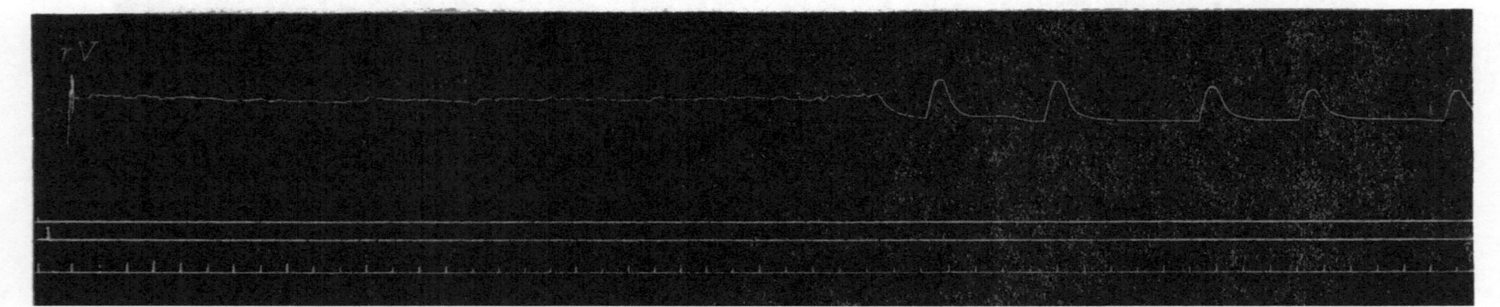

nach 12 Minuten aufhört, worauf die Kammern wieder koordiniert schlagen.

zustand oder, wenn man will, Tetanuszustand zu erkennen. Dieses Flimmern dauerte 12 Minuten und wurde entsprechend den Erfahrungen Langendorffs am Säugetierherzen durch Abstellung des Zuflusses der Speiseflüssigkeit beendigt.

In Fig. 3 sieht man das Ende des Flimmerns und den Übergang zum koordinierten Schlagen der Kammern. Man sieht, daß vor der ersten Kontraktion die Kurve absinkt und dieser absinkende Teil der Kurve keine Flimmerkontraktionen mehr aufweist; diese Zeit vom Beginn der absinkenden Kurve bis zum Beginn der nächsten Kontraktion stellt die postfibrilläre Pause dar, die auch beim Säugetierherzen vor dem Einsetzen der koordinierten Systolen zu beobachten ist.

Deneke gab in der Diskussionsbemerkung an, das von ihm beobachtete Flimmern sei infolge allzu hoher Steigerung der Temperatur und des Druckes der zugeführten Nährflüssigkeit eingetreten. In seinem Fall, den er mit Adam 1906 ausführlich veröffentlichte, handelt es sich um das Herz einer durch Enthauptung getöteten Frau, das mit ihrem eigenen, defibrinierten und mit dem gleichen Volum Ringerscher Lösung verdünnten und auf etwa 35⁰ erwärmten Blute schon etwa $^{1}/_{2}$ Stunde nach dem Tode wieder belebt wurde. In der ausführlichen Mitteilung gaben Deneke und Adam über das Flimmern auf S. 504 folgendes an:

„Im Anschluß an die beschriebenen Versuche der Temperaturerhöhung traten sofort kleine Unregelmäßigkeiten der Herzaktion auf, die bald vorübergingen. Obwohl nun die Temperatur der Speisungsflüssigkeit schnell hinunterging und die Aktion zunächst wieder regelmäßig wurde, trat doch unvermittelt um 10 Uhr 1 Min. 30 Sek. Flimmern des Herzens ein. Es ist an sich von Interesse und für künftige Versuche wichtig, daß das menschliche Herz anscheinend leicht in Flimmern verfällt, auch wenn man die Frage völlig außer Betracht läßt, ob das Flimmern im lebenden Organismus bei bestimmten krankhaften Zuständen des Herzens (z. B. bei Embolie und Thrombose der Kranzarterien, bei Adams-Stokesschem Symptomenkomplex, bei anatomisch ungenügend erklärten Fällen von Herztod) vorkommt oder nicht.“

Da in diesem Falle, wie in meinem, die Vorhöfe weiterschlugen, eine Tatsache, die man auch am Säugetierherzen oft zu machen Gelegenheit hat, handelte es sich auch hier nur um Kammerflimmern. Auch die Beseitigung des Flimmerns geschah durch Abstellung des Zuflusses. —

Während diese beiden Beobachtungen das Vorkommen von Hkf beim wiederbelebten menschlichen Herzen zeigen, und die graphische Verzeichnung des Flimmerns in meinem Falle dies auch für jene erweist, die bei der Beobachtung nicht zugegen

waren, können wir bis jetzt nur einen, zwar nicht über jeden
Zweifel erhabenen, so doch recht wahrscheinlichen Fall anführen,
in dem klinisch beim Menschen Hkf beobachtet wurde. Dieser
Fall, der von A. Hoffmann 1914 veröffentlicht worden ist, sei
hier nach seinen Angaben S. 202 seines Buches über die Elektrographie des Herzens ausführlich angeführt.

„Es handelt sich um eine 28jährige Köchin, hereditär nicht belastet,
mit 16 Jahren bleichsüchtig, mit 18 Jahren zuerst Anfälle von Herzklopfen,
besonders beim Treppensteigen. Die Anfälle fingen plötzlich an und endeten
plötzlich. Dauer anfangs nur $^1/_4$—$^1/_2$ Stunde. später 2—3 Stunden. In
den Anfällen fühlt sie sich matt. Patientin kam in einem Anfall, den sie
in dem Moment, als ihr der Tod einer Freundin mitgeteilt wurde, bekommen
hatte, in die Beobachtung. Objektiv fand sich das Herz bei der Röntgen-
aufnahme nicht vergrößert. Die Pulsfrequenz betrug 200 in der Minute.
Subjektiv klagte sie über Schwindelgefühl und Stechen in der Herzgegend.
Der Blutdruck betrug 160/110 cm Wasserdruck nach Recklinghausen.
Die Töne waren laut klappend, aber rein. Die ganze Herzgegend wurde
bei jedem Herzschlag diffus erschüttert.

Das Sphygmogramm der Karotis und Vena jugularis im Anfalle aufgenommen, zeigt gleichzeitig sich erhebende rasch ablaufende einfache
Wellen. Während der Anfälle wurden Elektrokardiogramme aufgenommen.
Während der Aufnahme in Ableitung I und III, wobei der Karotispuls am
Halse kontrolliert wurde, um ein etwaiges Aufhören des Anfalles sofort
wahrzunehmen, traten plötzlich auf beiden Galvanometern heftige Schwin-
gungen der Saite ein. Während dieser Zeit konnte kein Karotispuls konstatiert werden. Dann ging die Herztätigkeit in einen langsamen, zunächst
ziemlich unregelmäßigen Rhythmus über.“

Auf Fig. 1 der Tafel II, die unterschrieben ist: „Kammerflimmern am Ende eines Anfalles von atrioventrikulärer Tachy-
rhythmie“, sieht man während drei Sekunden in beiden Ableitungen
ganz unkoordinierte Schwankungen der elektrographischen Kurven. Daß diese auf Kammerflimmern beruhen, dafür führt Hoffmann an, daß sie dem Bilde entsprechen, welche man beim Kammerflimmern beim Hunde oder bei der Katze erhält. „Auch da
schlagen in beiden Ableitungen die Saiten einander entgegengesetzt, während bei willkürlichen Bewegungen die Saiten stets
nach derselben Seite schlagen.“ Dieser Auffassung, daß es sich
um Kammerflimmern gehandelt hat, möchte ich mich anschließen,
und zwar ganz besonders auch wegen der wichtigen Angabe:
„Während dieser Zeit konnte kein Karotispuls konstatiert werden.“ Dieses wichtige klinische Symptom, das plötzliche Aufhören des Arterienpulses, ist eines von jenen, auf die
ich seit 1912 als notwendige Folge des Kammerflimmerns wiederholt hingewiesen habe.

Es dürfte sich demnach sehr wahrscheinlich um ein, wenn
auch nur drei Sekunden hindurch dauerndes passageres (S. 27)

Herzkammerflimmern gehandelt haben. Dafür läßt sich auch noch die Angabe anführen, daß nach dem Anfall Kammerextrasystolen auftraten. Ob es sich nun während des Anfalles um eine atrioventrikuläre Schlagfolge gehandelt hat oder nicht, jedenfalls unterstützt das Auftreten von Kammerextrasystolen unmittelbar nach dem Anfall die Ansicht, daß wir es bei jenen unkoordinierten Schwankungen mit Kammerflimmern zu tun hatten, da die Kammerextrasystolen die Neigung zur heterotopen Reizbildung in den Kammern anzeigen.

Zu diesem Auftreten von Kammerextrasystolen bemerkt Hoffmann noch: „Interessant und für die nahe Beziehung der atrioventrikulären Arhythmien und Tachykardien zu den Kammerextrasystolen ist die Tatsache, daß, obwohl im Anfall atrioventrikuläre Tachykardie zu bemerken ist, nach dem Anfall Kammerextrasystolen auftreten. Offenbar steigert derselbe Einfluß, der die Reizbildung an dem Ausgangspunkt dieser Tachykardien vermehrt, auch das Reizbildungsvermögen in den Kammerschenkeln des Überleitungssystems." Nach meiner Auffassung traten vermutlich nicht erst nach dem Anfall, sondern wohl schon zur Zeit des Kammerflimmerns die dieses, wie die späteren Kammerextrasystolen, auslösenden ventrikulären Ursprungsreize auf. Noch ein Punkt sei hier kurz besprochen. Da nach der Angabe der Karotispuls am Halse kontrolliert wurde, besteht die Möglichkeit, daß bei dem palpierenden Druck auf die Karotis gleichzeitig ein unbeabsichtigter Vagusdruckversuch mit erfolgte. Dieser würde nicht nur das Aufhören des Anfalles in diesem Falle verstehen lassen, sondern könnte vielleicht auch mit zum Auftreten des Kammerflimmerns beigetragen haben. Daß der Vagusdruck solche Anfälle beendigen kann, ist bekannt und ebenso, daß unter Umständen nur ein leichter Druck dazu gehört. Es ist aber auch vom Tierversuch her bekannt, daß Vagusreizung ein das Auftreten von Kammerflimmern unterstützender Koeffizient ist, was in einem früheren Kapitel schon angeführt wurde (S. 33). Ich komme auf diesen Punkt später noch zu sprechen [1]. —

Daß wir bis jetzt nur diese eine klinische Erfahrung über das Auftreten von Hkf beim Menschen anführen können, beruht auf verschiedenen Umständen, vor allem aber darauf, daß die elektrokardiographische Methode, die beim Menschen allein

---

[1] Nach einer von Rihl im Jahre 1912 mitgeteilten Beobachtung am Menschen ist es sehr wahrscheinlich, daß Vagusreizung, wie beim Tierexperiment, so auch beim Menschen zum Auftreten von Vorhofflimmern beitragen kann.

uns darüber etwas aussagen kann, noch nicht lange Zeit verwendet wird und es außerdem eines besonderen Glückes bedarf, Hkf gerade während einer elektrographischen Aufnahme mit zu beobachten.

Daher bin ich auch auf jene Beobachtung hier besonders ausführlich eingegangen. Ihre Deutung im Sinne eines Hkf muß wohl als zutreffend angesehen werden. Damit ist aber auch die tröstliche, wenngleich auf Grund der Beobachtungen beim Tierexperiment nicht überraschende Erfahrung zu verzeichnen, daß beim Menschen das Hkf auch nur passager auftreten kann und nicht, wie z. B. die Experimente am Herzen der erwachsenen Hunde in großer Übereinstimmung und in gewissem Gegensatz zum Verhalten der Herzen anderer Tiere (Affen, Katzen, Kaninchen) gezeigt haben (S. 27), in der Regel ein letales ist.

Daß das Herzkammerflimmern der menschlichen Herzen ein passageres sein kann, zeigte übrigens schon das von mir wiederbelebte menschliche Herz, denn das eine Mal dauerte das Flimmern nur eine Minute. Diese Zeit ist zu kurz, als daß die Folgeerscheinungen des Hkf hätten tödliche sein können.

Die Beobachtung von passagerem Hkf beim menschlichen Herzen gibt mir Veranlassung, noch in aller Kürze darauf einzugehen, wie sich nach meiner Auffassung, wenigstens in einer Anzahl von Fällen, erklären läßt, daß das Hkf, sei es beim Tieroder Menschenherzen, öfters nur ein passageres ist.

Im Gegensatz zum letalen Hkf verstehen wir unter einem passageren jedes Hkf, das nicht zum Tode führt. Bei Affen, Katzen oder Kaninchen haben andere und ich selbst passageres Hkf schon oftmals beobachtet.

Wenn wir durch einen mechanischen oder elektrischen Koeffizienten Flimmern auslösen, so ist sein Aufhören ohne weiteres verständlich, sobald wir die künstliche Reizung sistieren. Anders verhält es sich, wenn das Flimmern auch nach Aufhören der Reizung weiter anhält, also ein die Zeit der künstlichen Reizung überdauerndes Flimmern zu beobachten ist. Wie lange das überdauernde Flimmern anhält, das hängt, allgemein gesagt, wie von den auslösenden (AK), so auch von den zur Zeit des Eintritts des Flimmerns vorhandenen disponierenden Koeffizienten (DK) ab. Die Flimmerdauer wird aber auch von den Folgen des Hkf selbst mit abhängen, zu denen, wie im Kapitel 8 erwähnt, das Aufhören der Zirkulation gehört.

Im Kapitel 15, in dem wir auf die Möglichkeiten zu sprechen kommen, die flimmernden Herzkammern wieder zu geordnetem

Schlagen zu bringen, ist als ein Mittel, das Flimmern beim künstlich durchströmten Herzen zu beseitigen, die Abstellung der Durchströmung angeführt, ein Mittel, das ich, wie wir weiter oben (S. 44) hörten, auch zur Beseitigung des bei dem künstlich wiederbelebten menschlichen Herzen beobachteten Hkf angewendet hatte.

Dieses Mittel der Zuflußsperre stellt nun im wesentlichen nichts anderes dar, als eine Nachahmung dessen, was die Kammern, sobald sie flimmern, selbst bewirken, nämlich das Aufhören der Zirkulation.

Nach den experimentellen Erfahrungen, soweit überhaupt darauf bis jetzt geachtet worden ist, bedarf es zur Beseitigung des Hkf durch Zuflußsperre zumeist einer Anzahl von Minuten. Beim Katzenherzen sind nach Langendorff etwa 10 Minuten nötig. Analoge Erfahrungen habe ich im allgemeinen beim Hundeherzen gemacht, wie auch bei der zweiten oben beschriebenen Beobachtung von Hkf am menschlichen Herzen, bei der eine Durchströmungspause von 12 Minuten erforderlich war, bis das Flimmern aufhörte und die Kammern wieder koordiniert schlugen.

Deneke und Adam haben in ihrem Fall den Zufluß zuerst 10 Minuten und, da dies nicht genügte, im ganzen 26 Minuten abstellen müssen.

Bei der ersten von mir oben angegebenen Beobachtung von Hkf am wiederbelebten menschlichen Herzen verschwand das Flimmern schon nach einer Durchströmungspause von nur einer Minute. In diesem Falle war das Flimmern, wie angegeben, wahrscheinlich durch einen mechanischen Koeffizienten ausgelöst, bei der zweiten Beobachtung hingegen durch eine Injektion von 12 ccm einer $1^0/_0$igen $CaCl_2$-Lösung in die Durchströmungsflüssigkeit.

Es ist nun von vornherein anzunehmen, daß die wirksame Dauer der Zuflußsperre bzw. des automatischen Aufhörens der Zirkulation bei Hkf, d. h. jene Zeit, die nötig ist, um das Flimmern zu beseitigen, je nach den Umständen verschieden lang sein wird.

So läßt sich auch verstehen, daß schon eine Durchströmungspause von einer Minute zur Beseitigung des Flimmerns beitragen kann, und daß auch in anderen Fällen von passagerem Hkf die Dauer des Hkf durch das mit letzterem erfolgende Aufhören der Zirkulation mitbestimmt wird.

Inwieweit die von mir hier geäußerte Auffassung zutreffend ist, daß das Hkf selbst als Koeffizient für das Aufhören des Flim-

merns in Betracht kommt, indem das Aufhören der Zirkulation zu dem nur passageren Bestehen des Hkf mit beiträgt,
müssen wir noch der Prüfung durch weitere Untersuchungen
überlassen.

13. Über die bis jetzt vorliegenden Angaben, daß plötzliche Todesfälle beim Menschen auf Herzkammerflimmern beruhen könnten.

Wie überall in der Wissenschaft, so entwickelte sich auch
die Vorstellung, daß plötzliche Todesfälle beim Menschen auf
Hkf beruhen könnten, erst allmählich, und nahm auch nach ihrem
Entstehen nur sehr langsam festere Gestalt an. Ihm ging zunächst die Feststellung des Herzflimmerns durch Ludwig und
Hoffa infolge elektrischer Reizung im Jahre 1849 voran. Erst
10 Jahre später hat Einbrodt, der als Folge der elektrischen
Reizung des Säugetierherzens ebenfalls die von ihm als „Herzzittern" bezeichnete Erscheinung beobachtete, sich dahin geäußert, daß die direkte elektrische Reizung des Herzens hin-
reicht, „den Tod eines Tieres ohne Verletzung seiner Nervenzentren und ohne Veränderung seiner Blutmasse bequem herbeizuführen". Dieser Äußerung, die sich also zunächst nur auf den
Tod eines Tieres bezog, stimmte 1873, also erst 14 Jahre später,
Siegmund Mayer bei, der auch an Säugetierherzen bei direkter
elektrischer Reizung des Herzens dieses „in ein unregelmäßiges,
sehr rasches, wild durcheinander wogendes Zittern" geraten und
das Tier infolge der kaum 2—3″ dauernden Reizung seines Herzens
mit mittelstarken Induktionsströmen sterben sah, daher er von
der damals von Steiner vorgeschlagenen Elektropunktur des
Herzens als Wiederbelebungsmittel dringend abriet.

Nachdem man festgestellt hatte, daß Hkf geeignet ist, den
Tod eines Tieres herbeizuführen, kam man allmählich dazu,
das gleiche auch für den Menschen anzunehmen.

Cohnheim und v. Schultheß-Rechberg haben 1881 in
ihrer Mitteilung „Über die Folgen der Kranzarterienverschließung
für das Herz" S. 535 angegeben, daß nach ihren Versuchsergeb-
nissen „auch die plötzlichen Todesfälle bei hochgradiger Koronarsklerose hinfort nicht mehr so rätselhaft sind", sie hatten aber,
wie ich 1915 ausführte, obwohl sie, wie zuvor Bezold (1866—67)
und Samuelson (1880), das Flimmern der Kammern nach Kranz-
arterienverschluß beobachtet hatten, nicht erkannt, daß das
Wesentliche und Primäre des plötzlichen Versagens der beiden

Kammern nicht, wie sie meinten, Stillstand des Herzens, sondern das Hkf ist.

Kronecker und Schmey haben dann, wie weiter oben schon erwähnt, im Jahre 1884 angegeben, daß ein Stich in die Kammern des Hundeherzen über der unteren Grenze des oberen Drittels der Kammerscheidewand genügt, um die Kammern sofort ins Flimmern zu versetzen. Kronecker hat in einem darüber erstatteten Bericht darauf hingewiesen, „daß die außerordentliche Verletzbarkeit dieses Zentrums auch die fulminanten Todesfälle durch Herzlähmung erklärt" und darüber auf S. 365 noch folgendes angeführt:

„Hiller hat im 8. Bande der Charité-Annalen (1883) auf der Abteilung des Herrn Vorsitzenden (Leyden) bei Typhusrekonvaleszenten beobachtete plötzliche Todesfälle beschrieben; Die Herzaktion war nicht mehr zu konstatieren, während die Sterbenden noch eine Reihe von Atemzügen machten. Bei der Autopsie war am Herzen fettige Muskeldegeneration gefunden worden."

Kronecker meinte, daß der Tod infolge „Lähmung jenes verletzbarsten Zentrums" eintrete. Heute wissen wir, daß es sich nicht um eine Lähmung und auch nicht um ein so umschriebenes Zentrum handelt, wie es sich Kronecker vorstellte.

Die Vermutung, daß plötzliche Todesfälle beim Menschen durch den Eintritt fibrillärer Kontraktionen des Herzmuskels bedingt sein könnten, sprach in dieser Form deutlich erst J. A. McWilliam 1889 aus, wobei er besonders auf den plötzlichen Tod bei Angina pectoris hinwies.

Sein Hinweis fiel aber bei den Klinikern auf keinen fruchtbaren Boden, wozu unter anderem wohl der Umstand beitrug, daß sowohl die Erfahrungen über die Folgen des experimentellen Koronararterienverschlusses, als auch die über den Kroneckerschen Herzstich bei den verschiedenen Autoren, die sich mit diesen Versuchen beschäftigten, recht verschieden waren.

Wie schon erwähnt, lernte ich 1894 durch eigene Erfahrung jene bekannte und seitdem von mir wohl schon mehr als 100 mal bestätigte Tatsache kennen, daß Hunde sterben, wenn ihre Herzkammern ins Flimmern geraten. Diese Beobachtungen veranlaßten mich, seitdem in meiner Vorlesung stets auf die Möglichkeit hinzuweisen, daß vielleicht auch beim Menschen der Tod durch Kammerflimmern eintreten könne. Durch die oben angeführten Beobachtungen des Kammerflimmerns am menschlichen Herzen im Jahre 1905 wurde diese auch von Deneke und Adam ausgesprochene Vermutung immer mehr gestärkt, so daß ich in meinem Referate über die Unregelmäßigkeiten des

Herzens im Jahre 1906 auf dem XXIII. Kongreß für innere Medizin im Anschluß an die Besprechung der extrasystolischen Unregelmäßigkeiten auch das Herzflimmern erwähnte, und zwar „hauptsächlich deswegen, weil man es auf Grund der an dem wiederbelebten menschlichen Herzen gemachten Erfahrungen als möglich bezeichnen muß, daß mancher plötzliche Tod durch Herzlähmung darauf beruht, daß das Herz oder wenigstens die Kammern ins Flimmern gerieten".

Auch in meinem Referate im Jahre 1910 auf der XIV. Tagung der Deutschen Pathologischen Gesellschaft wies ich nochmals, und zwar bei der Besprechung des Pulsus irregularis perpetuus S. 54 auf den Tod durch Herzflimmern hin und fügte hinzu: „Vorhofflimmern an sich bedingt zwar niemals den Tod, aber es kann das Flimmern solcher zum Flimmern neigender Herzen unter Umständen auch die Kammern ergreifen und wenn dieses eine Zeit hindurch anhält, den Tod herbeiführen. Ich habe plötzliche und unerwartete Todesfälle beim Irregularis perpetuus gesehen (die ich schon in dem Referate 1906 erwähnt habe), bei welchen die Sektion die eigentliche Todesursache nicht nachzuweisen vermochte." Derartige Fälle, nicht die bei anatomisch leicht nachweisbarer Verstopfung der Koronararterien oder bei Ruptur der Kammern beobachteten plötzlichen Todesfälle waren es, die mich besonders interessierten, zumal mich das Säugetierexperiment gelehrt hatte, daß auch anatomisch unveränderte Herzen durch entsprechende Koeffizienten ins Flimmern gebracht werden können.

Im Jahre 1911 sprach auch A. Hoffmann die Vermutung aus, daß durch Herzflimmern wohl der bei Koronarsklerose häufig eintretende plötzliche Tod herbeigeführt wird. Im selben Jahre gaben Rothberger und Winterberg auf Grund ihrer Erfahrungen über das Auftreten von Hkf durch Erregung der extrakardialen Herznerven im Experiment der Vermutung Raum, daß Fälle von plötzlichem Herztod durch Angst und Schreck auf Hkf beruhen könnten.

Nachdem ich mehrmals plötzlichen und unerwarteten Tod in Fällen von Pulsus irregularis perpetuus beobachtet hatte, gab ich in meiner Klinik den Auftrag, in ähnlichen Fällen möglichst präzis die Zeit zu bestimmen, innerhalb welcher der Tod erfolgt, wie auch die Art und Reihenfolge der Absterbeerscheinungen genau zu beobachten, besonders auch ob die Atmung die klinisch nicht mehr nachweisbare Herztätigkeit überdauert.

Im Jahre 1912 habe ich dann unter dem Titel „Über plötzlichen Tod durch Herzkammerflimmern" zwei solcher Fälle veröffentlicht. Von dem einen sei nach den Angaben von Dr. Eibegger, Assistenten der Klinik, folgendes hier reproduziert:

„Die Patientin, auf dem Bette sitzend, unterhielt sich mit einer anderen Patienten ohne jede Aufregung, als sie plötzlich auf die rechte Seite sank, worauf man mich sofort rief. Pat. wurde auf den Rücken gelegt, war pulslos und weder palpatorisch noch auskultatorisch war eine Herzaktion nachweisbar. Gesicht zyanotisch, Halsvenen gestaut, nicht undulierend. Währenddem machte die Sterbende noch einige Atemzüge; etwa 2—3 Sekunden nachher hörte ich über dem 3. linken Interkostalraum, dann über der Herzspitze und über dem ganzen Sternum das postmortale Rauschen (S. 5) nicht ganz eine halbe Minute lang."

Meine klinische Diagnose lautete: Insuff. et stenosis valv. mitr., Insuff. valv. aortae. Pulsus irregularis perpetuus, Herzkammerflimmern (?).

Die Obduktion bestätigte zwar das Vitium valvularum cordis, ergab aber für die Plötzlichkeit des Todes keinen entsprechenden Befund.

Unter dem Titel „Über den Minutentod beim Irregularis perpetuus ohne Erklärung der Plötzlichkeit des Todes durch die Sektion", habe ich im Jahre 1913 weiteres darüber veröffentlicht und angegeben: „Bis jetzt wurden also seit 1906 auf meiner Klinik acht Fälle von Irregularis perpetuus beobachtet, die plötzlich starben und bei denen die Sektion die Plötzlichkeit des Todes nicht zu erklären vermochte."

Im März desselben Jahres haben Jean Heitz und G. Clarac eine Mitteilung über „Le mort subite dans l'arrhythmie complète" veröffentlicht, meine Beobachtungen über plötzlichen Tod in Fällen von Pulsus irregularis perpetuus, ohne daß die Sektion die Plötzlichkeit des Todes zu erklären vermochte, bestätigt und meine Annahme, daß der Tod durch Kammerflimmern bedingt sei, als die wahrscheinlich richtige angesehen.

In den Mitteilungen „Zur Erklärung des plötzlichen Todes bei Angina pectoris" (1915), „Der plötzliche Tod in der Chloroformnarkose" (1916), „Der Sekundenherztod" (1916) und „Sinusströme als Koeffizienten in Fällen von Sekundenherztod" bin ich weiter auf den Herzkammerflimmertod beim Menschen zu sprechen gekommen.

Kürzlich hat O. Steiger im Korrespondenzblatt für Schweizer Ärzte 1917 „Über plötzliche Todesfälle (sog. Minutenherztod) bei Insuffizienz des Adrenalsystems, speziell bei Nebennierenerkrankungen (Morbus Addisonii)" berichtet, bei denen in allen vier

Fällen zuerst Herzstillstand, dann erst Atemstillstand beobachtet wurde.

Anschließend an meine Angaben ist Steiger der Ansicht, daß es sich in diesen Fällen um Tod durch Herzkammerflimmern gehandelt hat. Da der vierte Fall besonders gut die Bezeichnung Sekundenherztod rechtfertigt und vom Autor selbst sehr genau beobachtet und beschrieben ist, sei folgendes von ihm erwähnt:

„10 Uhr vormittags ist Patient aufgestanden und unterhält sich lebhaft mit seinen Verwandten, die zur Besuchsstunde gekommen sind. Dabei kommt es zu ziemlich erregten Szenen, Patient geht gestikulierend im Zimmer herum. Um 11 Uhr wird er einer Blutuntersuchung wegen ins Bett gesteckt. Plötzlich, während ich die Blutuntersuchung vorbereite, reißt es den Patienten auf; er erklärt, er sehe nichts mehr, kalter Schweiß im Gesicht und an der Nasenspitze. Patient fällt, wie vom Blitz getroffen zurück, pulslos, über dem Herzen kein Ton mehr zu hören, nur ein unbestimmtes Sausen ist noch während ca. 5—10 Sekunden zu auskultieren. Aber nach ca. 70—80 Sekunden steht auch jegliche Atmung still. Der plötzliche und jähe deletäre Verlauf vollzog sich in ca. 60—90 Sekunden."

Steiger betrachtet als „Grundursache" dieser, namentlich nach körperlichen Anstrengungen aus scheinbarem Wohlbefinden heraus plötzlich und unerwartet aufgetretenen vier Todesfälle einen infolge rapider Abnahme der Blutadrenalinmenge jäh einsetzenden Blutdrucksturz, der zu einem durch Kammerflimmern bedingten Herzkollaps führt.

Wenn ich es auch dahingestellt sein lasse, ob bei solchen Fällen mit Insuffizienz des Adrenalsystems eine so plötzliche Abnahme der Blutadrenalinmenge und ein durch letztere bedingter so jäher Blutdrucksturz wirklich vorkommt, so bin ich doch auf Grund seines genauen klinischen und anatomischen Berichtes mit Steiger der Meinung, daß es sich wenigstens in drei seiner Fälle um Tod durch Herzkammerflimmern gehandelt haben dürfte.

Die Tatsache, daß solche Fälle niedrige Blutdruckwerte aufweisen, hat man wohl mit Recht auf die Hypofunktion des Adrenalsystems bezogen und dürfte auch die Neigung der Addisonkranken zu Ohnmachten erklären. Damit ist aber nicht gesagt, daß diese Ohnmachten selbst durch eine ganz plötzliche Abnahme der Blutadrenalinmenge herbeigeführt werden; wahrscheinlich beruhen sie auf reflektorischen Vorgängen.

J. Wiesel gibt auf S. 357 seiner Abhandlung über die Krankheiten der Nebennieren z. B. an: „So genügt ein leises Berühren

in der Magengegend, um Ohnmacht hervorzurufen, wobei die
Haut blaß, kühl wird und der Blutdruck synkopal herabgeht."

Hier handelt es sich um einen bekannten reflektorischen
Vorgang, der aber nur bei besonderer Disposition schon auf einen
so geringen auslösenden Koeffizienten hin so „synkopal" erfolgt,
während letzterer gewöhnlich, wenn keine entsprechende Disposition vorhanden ist, ziemlich stark sein muß, z. B. in Form
eines Schlages auf die Magengegend, um eine Ohnmacht usw.
auszulösen. Im 18. Kapitel komme ich auf diese Beobachtungen
in Zusammenhang mit der Frage, ob auch durch das Versagen
eines anderen Organes als des Herzens ein Sekundentod erfolgen
kann, nochmals zu sprechen.

14. Über die klinische Bedeutung des Herzkammer-flimmerns.

Nachdem das Tierexperiment gelehrt hat, daß durch Herzkammerflimmern ganz plötzlich der Tod eintreten kann und
das Hkf am menschlichen Herzen auch wiederholt schon beobachtet worden ist, hat der Arzt alle Ursache, sich mit dem Hkf
eingehender zu befassen. Bezüglich der Unbekanntheit dieser
Todesart bemerkte ich 1916, daß schätzungsweise wohl kaum
1 Prozent der Ärzte Deutschlands ein flimmerndes Herz gesehen
haben dürften, wozu ich hinzufügen möchte, daß die Zahl der-
jenigen, die den Tod eines Tieres infolge Hkf eintreten sahen,
gewiß noch viel kleiner ist. Dabei ist das Hkf den Experimentatoren am Säugetier, wie aus dem 6. Kapitel hervorgeht, schon
seit 68 Jahren bekannt, und die Vermutung, daß plötzliche Todesfälle auch beim Menschen auf Hkf beruhen könnten, schon vor
28 Jahren geäußert worden. Seit dieser Zeit sind nicht nur über
das Hkf selbst, sondern überhaupt über die Anatomie, Physiologie und besonders die pathologische Physiologie des Herzens
so viel Erfahrungen gesammelt worden, daß wir heute den Mediziner bezüglich der Diagnose, Prophylaxe und Therapie
des Hkf ganz anders unterrichten können als früher.

Die Diagnose des Hkf kann heute beim Menschen ganz
sicher gestellt werden, und zwar mit Hilfe der elektrographischen Methode. So erfreulich dies ist, so ist doch leider die Möglichkeit, diese Methode anzuwenden, bis jetzt noch eine sehr ein-
geschränkte. Dies beruht nicht so sehr darauf, daß die Zahl
der in Verwendung stehenden Elektrographen noch verhältnis-
mäßig klein ist, als vielmehr darauf, daß im Verhältnis zu der

kurzen Dauer, während welcher das Hkf besteht, die Anwendung des Elektrokardiographen zu viel Zeit erfordert, so daß es nur einem Zusammentreffen mehrerer günstiger Umstände zu verdanken ist, wenn die elektrographische Aufnahme des Hkf beim Menschen glückt.

Zu diesen Umständen gehört bei den plötzlichen Todesfällen vor allem auch der, daß der Arzt bei dem Eintritt des plötzlichen Todes zugegen ist. Das ist begreiflicherweise nur selten der Fall. Die Gegenwart eines Arztes bei einem plötzlichen Todesfall läßt sich am leichtesten noch auf der Klinik erreichen, daher auch die betreffenden Ärzte in dieser Hinsicht genau informiert werden sollten. Immerhin wird man auch da, selbst wenn die Einrichtung getroffen ist, aus jedem Krankenzimmer telekardiographische Aufnahmen zu machen, oft zu spät kommen. Es ist aber möglich, zur Diagnose sich noch anderer Mittel zu bedienen; sie ermöglichen zwar keine sichere Diagnose des Hkf, geben aber Anhaltspunkte für eine begründete Vermutungsdiagnose. Zu diesen Anhaltspunkten gehört folgende von mir angegebene Trias: 1. Die Plötzlichkeit der den Tod einleitenden Symptome, 2. das Überdauern der Atmung und 3. die nach Sekunden zählende Sterbedauer.

Von den einleitenden Symptomen ist als wichtigstes das plötzliche und bleibende Aussetzen von Puls und Herztätigkeit zu nennen, was den Ärzten als vorübergehende Erscheinung, z. B. vom Adams-Stokesschen Symptomenkomplex her, bekannt ist. Unter dem Überdauern der Atmung ist zu verstehen, daß die Atmung die klinisch nicht mehr nachweisbare Herztätigkeit überdauert. Von der Sterbedauer haben wir im 1. Kapitel schon gesprochen; unter ihr ist hier die Zeit zu verstehen vom Eintritt der plötzlich eintretenden Symptome (besonders Aufhören von Puls und Herztätigkeit) bis zum Aufhören des letzten Atemzuges; sie beträgt nach den experimentellen Erfahrungen eine nach Sekunden zu zählende Zeit. Trifft zwar auch für diese Anhaltspunkte zumeist zu, daß ihre genaue Aufnahme nicht erfolgen kann und der Arzt nicht gegenwärtig ist oder zu spät kommt, so lassen sie sich andererseits doch viel leichter und rascher feststellen als das Hkf auf elektrokardiographischem Wege.

Hat der Arzt einen unter der geschilderten Trias von Anhaltspunkten einhergehenden Sekundenherztod beobachtet, so kann er auf Grund der experimentellen Erfahrungen schon die Vermutungsdiagnose Hkf machen. Sie ist um so wahrscheinlicher, je plötzlicher das Versagen des Herzens und je kürzer die Sterbedauer ist.

Zu diesen notwendigen Anhaltspunkten kommen noch die unterstützenden. Letztere hängen mit der Tatsache zusammen, daß das Hkf eine Erregungserscheinung ist. Die früheren Vorstellungen, daß der plötzliche Herztod auf einen plötzlichen Stillstand des Herzens bzw. auf einer plötzlichen Lähmung des Herzens beruhe, hat die Bedeutung des erregenden Momentes zu sehr in den Hintergrund treten und die Nichtbeachtung des Hkf es nicht recht verstehen lassen, wie es durch eine Erregung des Herzens zu seinem so plötzlichen Versagen kommen kann. Von den unterstützenden, durch Nachforschungen eventuell feststellbaren Anhaltspunkten wären folgende auslösende Koeffizienten besonders zu nennen: Plötzliche psychische Einwirkungen, plötzliche Muskelanstrengung, plötzlich einwirkender Schmerz.

Außerdem wären zu den unterstützenden Anhaltspunkten die intra vitam erfolgte Beobachtung erethischer (myoerethischer oder neuroerethischer) Unregelmäßigkeiten des Herzens zu rechnen, die auf heterotoper Reizbildung beruhen, also Extrasystolen, heterotope Tachysystolien und der auf Vorhofflimmern beruhende Pulsus irregularis perpetuus, und zwar die beiden ersteren besonders dann, wenn die heterotope Reizbildung eine ventrikuläre war.

Als wichtiger Anhaltspunkt wäre ferner die Angina pectoris zu nennen, die bekanntlich besonders häufig zu ganz plötzlichen Herztod führt. Wie ich 1915 erwähnte, lehnte Vierordt auf dem X. Kongreß für innere Medizin im Jahre 1891 bei der Besprechung der Angina pectoris die Erklärung der von den Engländern als „fluttering heart" beschriebenen Erscheinung durch die Experimente Cohnheims ab, da nach diesen die Erscheinungen derart verlaufen, daß das Herz „in beiden Ventrikeln plötzlich stillsteht und daß dann nach einer gewissen Pause jene wühlenden Bewegungen auftreten". Wie mehrfach von mir erwähnt, liegt hier jedenfalls eine unzutreffende Angabe Cohnheims vor, die wohl mit auf ungenügender Technik beruht.

Endlich werden bis zu einem gewissen Grade Erkrankungen gewisser endokriner Drüsen, allgemeiner gesagt, gewisse Konstitutionsanomalien des Patienten Anhaltspunkte geben können. Hier wäre besonders der Status thymico-lymphaticus und die Insuffizienz des Adrenalsystems zu nennen, pathologische Zustände, bei denen das Auftreten ganz plötzlicher Todesfälle bekannt ist, worauf wir weiter unten noch zu sprechen kommen.

Die unterstützenden Anhaltspunkte geben uns auch gleichzeitig solche für die Prophylaxe des Hkf. Wie man bei Herzkranken nach Möglichkeit trachten wird, den Eintritt der schon genannten auslösenden Koeffizienten zu verhüten, so wird man auch z. B. die Narkose, besonders die Chloroformnarkose bei Herzkranken mit erethischen Herzunregelmäßigkeiten möglichst vermeiden, denn diese ist ein bekannter Koeffizient für das Auftreten von Hkf. Da wir Mittel besitzen, zu prüfen, ob ein Mensch eine latente Neigung zur Extrasystolie hat, habe ich 1915 empfohlen, wenn nicht schon andere Gegenanzeichen gegen die Verwendung von Chloroform vorliegen, zur Ergänzung die Prüfung auf Extrasystolen vorzunehmen und, wenn sie positiv ausfällt, kein Chloroform zu verwenden.

Die besonders die Chirurgen interessierende, weiter oben schon erwähnte Tatsache, daß Hunde und Katzen im Beginn der Chloroformnarkose um so wahrscheinlicher ganz plötzlich sterben, je aufgeregter sie sich zeigen, wie auch daß dieser plötzliche Chloroformtod zumeist auf Hkf beruht, wäre beim Menschen, bei dem bekanntlich für das Zustandekommen solcher plötzlicher Todesfälle die Aufregung ebenfalls eine Rolle spielt, noch mehr als es schon geschieht, zu berücksichtigen und demgemäß die Aufregung nach Möglichkeit zu vermeiden.

Eine Chloroformnarkose wird man ferner in allen jenen Fällen vermeiden, in denen ein Verdacht auf einen Status thymicolymphaticus besteht oder ein Morbus Addisoni vorliegt, denn ganz plötzliche Todesfälle in der Chloroformnarkose — siehe hierüber z. B. die Angaben in dem Buche von M. v. Brunn über die Allgemeinnarkose — sind gerade bei diesen Zuständen wiederholt beobachtet worden, Todesfälle, die zum Teil wohl auf den Eintritt von Hkf zurückzuführen sind.

Im Anschluß an diese allerdings noch sehr ergänzungsbedürftigen Bemerkungen über die mögliche Vermeidung von Hkf wollen wir im folgenden Kapitel noch die aus dem Experiment her bekannten Möglichkeiten besprechen, bestehendes Hkf zu beseitigen.

15. Über die bekannten Möglichkeiten, die flimmernden Herzkammern künstlich wieder zu geordnetem Schlagen zu bringen.

Von den Ärzten werden am ersten noch die Chirurgen in die Lage kommen können, den Versuch zu machen, ein bestehendes Hkf zu beseitigen, wenn sie Gelegenheit haben, wie beim Säuge-

tierexperiment, an einem freiliegenden Herzen Hkf zu beobachten. Aber auch in den Fällen, in denen das Herz plötzlich
versagt, man aber nicht weiß, ob Hkf vorliegt, wird man, wie
dies schon in so zahlreichen Fällen geschehen ist, natürlich nach
Möglichkeit versuchen, das Herz wieder zum Schlagen zu bringen.
Hier interessiert uns speziell die Frage, ob die flimmernden
Kammern wieder zu einer geordneten Tätigkeit zurückkehren
können. Das ist, wie wir schon erwähnt haben, sowohl beim
Säugetierherzen als auch beim menschlichen Herzen zweifellos
der Fall. Ohne daß wir oft die Koeffizienten hierfür kennen,
schlagen die flimmernden Kammern der Säugetierherzen häufig
wieder koordiniert. In solchen Fällen, in denen wir hierzu nichts
beigetragen haben, sprechen wir von sogenannter spontaner
Rückkehr zur Koordination.

Das Säugetierexperiment hat uns aber auch Mittel und Wege
gelehrt, das Hkf absichtlich zu beseitigen, also eine künstliche
Rückkehr zur Koordination zu bewirken.

Von diesen Mitteln wollen wir an erster Stelle jenes besprechen,
das auch beim Menschen anwendbar ist, das ist die bekannte
Herzmassage, die bei Wiederbelebungsversuchen auch schon
so oft angewendet worden ist. Während es Cohnheim und
v. Schultheß-Rechberg 1881 niemals glückte, die flimmernden
Kammern des Hundeherzens überhaupt zum Schlagen zu bringen,
ist dies Bezold 1867 und Samuelson 1880 bei Kaninchenherzen wiederholt geglückt. Ich schicke dies voraus, um gleich
von vornherein auf die schon gestreifte und bekannte Tatsache
hinzuweisen, daß es bei allen diesen Versuchen, die flimmernden
Kammern wieder zum Schlagen zu bringen, sehr auf die Tierart ankommt und auf das Alter. Bei neugeborenen und jungen
Tieren gelingt dies nach Heinricius 1889 und E. Gley 1891
auch bei jenen, bei denen, wie beim Hund, das Hkf der erwachsenen so gut wie nie spontan wieder in ein geordnetes Schlagen
übergeht. Bei Katzen, Kaninchen, Affen, Meerschweinchen und
Ratten ist das häufig der Fall. Aber auch hier ist die spontane
Rückkehr zum Schlagen um so seltener, je länger das Hkf schon
gedauert hat.

Wie Kronecker 1884 angab, kann die Herzmassage auch
selbst zum Hkf führen.

Über die Beseitigung des Hkf durch Herzmassage hat Neumann 1886 berichtet. Er konnte an Katzenherzen durch gal-
vanische Reizung eingetretenes Wogen wie auch das auf Kom-
pression einer größeren Kranzarterie eingetretene Wühlen be-

seitigen. Dabei berichtet er auch über einen Fall von galvanischem Hkf bei einer Katze, bei der, nachdem infolge eingetretenen Wogens und Verschwinden des Blutdrucks der Versuch schon aufgegeben und auch die künstliche Atmung sistiert worden war, etwa $^1/_2$ Stunde nach Eintritt des Wogens die Pulsationen wieder begannen, der Blutdruck sich erhob und der Versuch von neuem beginnen konnte. Ich erwähne diesen Versuch auch mit deswegen, weil er zeigt, daß die flimmernden Kammern sich auch noch recht spät erholen können, daher man bei Einleitung der Herzmassage, falls sie Erfolg hatte, nie sicher weiß, ob das Flimmern nicht auch ohne sie wieder in geordnetes Schlagen übergegangen wäre. Das soll natürlich nicht abhalten, wenn es erforderlich erscheint, die Herzmassage vorzunehmen.

Eine Anzahl weiterer Forscher haben auch günstige Erfolge bei der Herzmassage gesehen, so auch ich, aber niemals bei Herzen erwachsener Hunde. Bezüglich der Herzen von Affen kann ich nach meiner Erfahrung Kronecker zustimmen, der 1897 sagte: „Es erscheint tröstlich, daß die Herzen der den Menschen nahestehenden Tiere nicht so rettungslos flimmern wie Hundeherzen." Er erzeugte elektrisches Flimmern bei tief narkotisierten Affen (Macacus rhesus); bei dem einen Affen überdauerte das Flimmern nicht die elektrische Reizung; bei dem zweiten Affen, der auch morphinisiert und kurarisiert war, trat überdauerndes Flimmern ein, das beim Massieren noch stärker wurde; erst nach $^3/_4$ Stunden begannen die Ventrikel schwach zu pulsieren. Massiert flimmerten sie wieder. —

Auf ganz andere Weise kann man an künstlich durchströmten Herzen das Flimmern beseitigen. So hat Langendorff 1895 durch Abstellung der Durchströmung das Flimmern beseitigt, eine Methode, die ich oft mit Erfolg angewendet habe und zwar, wie erwähnt, auch beim menschlichen künstlich wiederbelebten Herzen. Deneke sah ebenfalls das Flimmern der Kammern eines menschlichen Herzens, und zwar 26 Minuten nach Abstellung des Zuflusses sistieren.

Durch Injektion von Kaliumchlorid kann man am künstlich durchströmten Säugetierherzen, wie ich 1903 angab, Hkf sofort beseitigen. Dazu muß soviel injiziert werden, daß Stillstand der Kammern eintritt. Die weitergehende Durchströmung spült das Kalium dann wiedes aus, die unerregbar gewordenen Kammern werden wieder erregbar und beginnen koordiniert zu schlagen. Außer durch KCl habe ich das Hkf auch durch Bromkalium oder Kokain beseitigt. Die im Jahre 1899 von Pre-

vost und Batelli gemachte Angabe, daß Ströme von sehr hoher
Spannung die Fähigkeit besitzen, das Hkf auch bei Hunden auf-
zuheben, habe ich nie nachgeprüft; vor der Anwendung dieser
Methode beim Menschen möchte ich sehr warnen.

Sehr verschieden lauten die Angaben über die Beseitigung
des Hkf durch Vagusreizung. Keinen Erfolg sahen hiervon
Ludwig 1849, Siegmund Mayer 1873, Vulpian 1875, Sée,
Bochefontaine et Roussy 1881, Mc William 1888, R. Fischel 1897, Winterberg 1907.

Einbrodt 1859, Bayliß und Starling 1892 sowie Schiff
1898 beobachteten einen Erfolg. R. Fischel gab 1897 an, einmal nur den linken Ventrikel von Kaninchenherzen flimmern
gesehen zu haben, wobei Vagusreizung die Kontraktionen des
schlagenden rechten Ventrikels sistierten, die dann wieder auftraten, während der linke Ventrikel weiterflimmerte. Ein zweites
Mal trat diese Erscheinung im linken Ventrikel als Nachwirkung
einer kurzen Vagusreizung auf. Diese Beobachtungen, die eher
gegen eine Beseitigung des Hkf durch Vagusreizung sprechen,
führe ich hier mit an, da sie gleichzeitig über einkammeriges
Flimmern berichten, was auch von anderen Autoren noch angegeben wurde, worauf ich aber nicht weiter eingehen will, da es
noch sehr des weiteren Studiums bedarf.

Winterberg meint, daß die Beobachtungen über Beseitigung des Hkf durch Vagusreizung dadurch zu erklären seien,
„daß diese Autoren bei ihren Experimenten zufällige Koinzidenz
von spontaner Erholung des flimmernden Herzens und Vagusreizung kausal verknüpften". Das kann wohl sein, aber immerhin liegen die Verhältnisse doch nicht so, daß ich die Möglichkeit
in Abrede stellen möchte, durch Vagusreizung Hkf zu beseitigen. —

E. Seligmann hat 1905 angegeben, Hkf beim Katzenherzen
durch Kampfer beseitigt zu haben; ebenso Gottlieb 1905
und 1906.

Am Hundeherzen ist mir dies 1905 und Winterberg
1906 an Katzen- und Hundeherzen nicht gelungen.

Da alle Versuche, das Hkf durch irgendwelche Stoffe zu
beseitigen, nur bei der Anwendung großer Dosen gelingen, die
auf das Herz lähmend wirken, lassen sie sich beim Menschen
nicht anwenden, ganz abgesehen davon, daß es hierzu nötig ist,
die Stoffe von der Aorta aus in die Koronararterien zu injizieren,
was einen schweren chirurgischen Eingriff voraussetzt.

Damit soll nicht gesagt sein, daß bei Herzkammerflimmern
ein chirurgischer Eingriff ganz vergeblich bleiben muß, nur kann

der Erfolg unter anderem auch dadurch in Frage gestellt werden, daß man nach Freilegung des Herzens mit seiner Wiederbelebung warten muß, bis das Flimmern der Kammern vollkommen aufgehört hat. Überschreitet nun diese Wartezeit den Zeitpunkt, bis zu welchem das zentrale Nervensystem wieder belebbar ist, und der im allgemeinen wohl etwa 15—20 Minuten nach Eintritt des Flimmerns erreicht sein dürfte, dann hat eine nach dieser Zeit geglückte Wiederbelebung des Herzens kaum Aussicht auf eine Wiederbelebung des ganzen Individuums. Dabei wäre noch darauf hinzuweisen, daß man bei der Wiederbelebung der im Anschluß an Hkf zum Stillstand gekommenen Herzen im allgemeinen mit der Herzmassage keinen Dauererfolg haben dürfte, da nach meinen Erfahrungen im Tierexperiment Kammern, die zum Flimmern neigen, bei der Wiederbelebung oft bald wieder ins Flimmern geraten.

Endlich ist die Zusammensetzung der Flüssigkeiten, die man bei einem chirurgischen Eingriff zu einer wiederbelebenden Injektion, die in eine Arterie und in der Richtung gegen die Öffnungen der Koronararterien des Herzens zu erfolgen hat, zur Verfügung zu haben pflegt, wie z. B. eine mit Adrenalin versetzte Salzlösung, zumeist eine solche, die die Disposition zu Hkf zu steigern pflegt, statt sie zu verringern.

16. Über die Bedeutung des Herzkammerflimmerns für die Pathologische Anatomie.

Die Bedeutung, die das Hkf für die pathologische Anatomie hat, scheint mir wesentlich darin gelegen, daß das Hkf den plötzlichen Herztod auch bei relativ geringfügigem oder selbst fehlendem anatomischen Herzbefund verstehen läßt.

Wie wir schon im 3. Kapitel erwähnten, ist der pathologische Anatom mit Bezug auf das Erkennen eines plötzlichen Herztodes aus dem anatomischen Befunde sehr oft in einer wenig angenehmen Lage. Ohne jegliche Kenntnis der Vorgeschichte des Falles ist er bekanntlich auch oft nicht einmal imstande, aus dem anatomischen Befunde festzustellen, ob ein Herztod vorliegt, ganz abgesehen davon, ob er allmählich oder plötzlich erfolgt ist. Bei den plötzlichen Herztodesfällen, die uns allein hier interessieren, wird er in gewissen Fällen, so bei natürlichen oder durch Gewalt herbeigeführten größeren Kontinuitätstrennungen des Herzens und bei frischer Embolisierung einer der beiden Koronararterien aus dem Befund einen plötzlichen Herztod erschließen können.

Der 1904 geäußerten Ansicht von E. Ehrnrooth: „Der plötzliche Herztod läßt sich durch keine sicheren anatomischen Merkmale erkennen", möchte ich demnach in dieser allgemeinen Fassung nicht beistimmen (siehe auch die Äußerung von Kolisko im 3. Kapitel). Aus der Geschwindigkeit, mit der eine der eben erwähnten, anatomisch charakterisierten Veränderungen zustande zu kommen pflegt, und aus der Eignung der genannten Koeffizienten (Kontinuitätstrennungen, Embolie), einen plötzlichen Herztod herbeizuführen, kann man mit Recht auf die Plötzlichkeit seines Eintrittes schließen. Mit den genannten Fällen sind aber auch die Möglichkeiten, einen ganz plötzlichen Herztod lediglich aus dem anatomischen Befund zu erkennen, wohl schon so ziemlich erschöpft. Die Zahl dieser Fälle ist eine relativ geringe. In anderen Fällen ist es zwar möglich, lediglich aus dem Herzbefund mit mehr oder weniger Wahrscheinlichkeit wenigstens zu erschließen, ob ein Herztod vorliegt oder nicht, ohne jedoch über die Zeit, innerhalb deren er eintrat, d. h. über die Sterbedauer, sich genauer äußern zu können.

In den weitaus meisten Fällen von Herztod ist also der Obduzent bezüglich der Plötzlichkeit des Todes auf die Vorgeschichte des jeweiligen Falles angewiesen. Die aus dieser sich ergebenden Angaben kann man trennen in solche über die Sterbedauer und solche über die Krankheitserscheinungen. Auch wenn der Obduzent nichts über die Sterbedauer weiß, kann er doch z. B. bei Sklerose der Koronararterien, besonders ihrer Ostien einen Wahrscheinlichkeitsschluß auf die Plötzlichkeit des Todes ziehen, wenn er weiß, daß das betreffende Individuum an Anfällen von Angina pectoris litt. In einem solchen Falle haben wir bezüglich des von mir so betonten zeitlichen Momentes nur in der Angabe, daß Anfälle von Angina pectoris bestanden, einen Anhaltspunkt für die Plötzlichkeit des Todes, da die Sterbedauer nicht bekannt ist und der anatomische Befund keinen entsprechenden Anhaltspunkt liefert. Ist aber, wie in der Mehrzahl der Fälle, die Sterbedauer insoweit bekannt, daß man weiß, ob ein allmählicher oder plötzlicher Tod vorliegt und handelt es sich um einen ganz plötzlichen Tod bei Angina pectoris, so ist damit jedoch die Plötzlichkeit des Herzversagens noch nicht erklärt. Die Erklärung hierfür dürfte nun nach meiner Überzeugung, vorausgesetzt daß es ein Sekundentod war, in vielen Fällen die sein, daß Herzkammerflimmern eintrat.

Ich sagte oben, daß aus dem Befund einer frischen Embolisierung einer der beiden Koronararterien der Obduzent den plötzlichen Herztod erschließen kann. Krehl schreibt in der zweiten Auflage seines Werkes über die Erkrankungen des Herzmuskels auf S. 439: „Zunächst ist mit voller Sicherheit bekannt, daß am Menschen mehr oder weniger plötzliche Verstopfung, wenn auch nicht einer ganzen Kranzarterie, so doch eines Astes erster Ordnung, z. B. des Ramus descendens anterior der linken Koronaria, mit einer Fortdauer des Lebens vollkommen vereinbar sein kann. Das weiß man daher, daß bei Sektionen große, alte, öfters verkalkte Herzinfarkte, welche dem Bezirke eines der genannten Gefäße entsprechen, gar nicht so selten gefunden werden."

Dazu sei bemerkt, daß alte Herzinfarkte keinen sicheren Schluß zulassen, ob sie plötzlich entstanden sind, also durch Embolie und nicht durch Thrombose, und daß es bezüglich der „mehr oder weniger plötzlichen Verstopfung" eines Astes erster Ordnung ebenfalls sehr mit darauf ankommt, ob es sich um eine Embolie oder eine immer langsamer als diese eintretende Thrombosierung der Arterie gehandelt hat.

Die Bedeutung des Hkf als Todesart liegt für den pathologischen Anatomen nicht so sehr darin, daß er den plötzlichen Tod bei einem relativ groben Befund, wie z. B. bei einem embolischen Verschluß einer größeren Koronararterie auf diese Todesart zurückführen kann, als vielmehr in der schon eingangs dieses Kapitels betonten Tatsache, daß das Hkf den Sekundenherztod auch bei relativ geringfügigen oder selbst bei nicht nachweisbarem anatomischen Herzbefund verstehen läßt.

In den von mir in der Zeit von 1906—1913 beobachteten acht Fällen von Sekundenherztod, die in vivo Pulsus irregularis perpetuus gezeigt hatten, vermochte die Obduktion zwar die Plötzlichkeit des Todes nicht zu erklären, aber es lag wenigstens ein schon makroskopisch deutlicher Herzbefund vor. Es handelte sich um Herzklappenfehler, und zwar hauptsächlich um Fehler der Mitralklappen.

Auf meine Bitte hat seit 1915 Herr Prosektor A. Frank in Köln in Fällen von plötzlichem Herztod dem Herzbefund seine besondere Aufmerksamkeit zugewendet und im Januar 1916 im Allgemeinen ärztlichen Verein über vier Fälle berichtet. Wie ich seiner Zeit schon hervorhob, unterscheiden sich seine Fälle von meinen wesentlich durch folgende Punkte:

1. Durch das Fehlen eines makroskopischen Befundes am Herzen,
2. durch die im Verhältnis zu dem erfolgten Tode geringgradigen mikroskopischen Befunde am Herzen,
3. durch das Fehlen klinischer Symptome von seiten des Herzens bei den in dieser Hinsicht sich gesund fühlenden Personen.

Einer dieser Fälle soll später (S. 68) noch Erwähnung finden.

In den drei anderen Fällen fand Frank eine frische bzw. rezidivierende rheumatische Myokarditis; der Tod erfolgte im Anschluß an geringfügige körperliche Anstrengung. In allen vier Fällen war von Symptomen einer Herzschwäche nichts bekannt; die betreffenden Männer fühlten sich in dieser Hinsicht nicht krank und nicht genötigt, zum Arzte zu gehen, vielmehr gingen sie ihrer Arbeit weiter nach.

Selbst wenn man in diesen Fällen nach dem anatomischen Befund einen in vivo bestandenen gewissen Grad von Herzschwäche annimmt, so war dieser Grad (nach dem Verhalten der Gestorbenen in vivo) jedenfalls sehr gering.

Sind die von mir beobachteten Fälle Beispiele dafür, daß bei entsprechenden disponierenden Koeffizienten der auslösende Koeffizient recht geringfügig sein kann, so zeigen die Fälle von Frank, daß die disponierenden Koeffizienten sich anatomisch auch als relativ geringgradige dokumentieren können.

Der Mitteilung aus dem Jahre 1912 „Über plötzlichen Tod durch Herzkammerflimmern“ hatte ich den Untertitel „Gleichzeitig ein Beitrag zur Erklärung plötzlicher Todesfälle bei Status thymico-lymphaticus“ gegeben, da der weiter oben (S. 55) schon angeführte Fall von Sekundenherztod außer dem Herzklappenfehler auch diesen Status zeigte.

Meine damals ausgesprochene Auffassung, daß es sich bei dem ganz plötzlichen Tode in Fällen von Status thymico-lymphaticus um einen Tod durch Herzkammerflimmern handeln dürfte, hat vielfach Anklang gefunden. O. Steiger hat, wie S. 55 erwähnt, jene Erklärung auch für die plötzlichen Todesfälle bei Insuffizienz des Adrenalsystems akzeptiert, wozu bemerkt sei, daß einer seiner Fälle mit Status thymico-lymphaticus und Aortenenge kombiniert war. Auch kombinierte Erkrankungen der endokrinen Drüsen (Thymus, Nebenniere, Schilddrüse, Hypophyse) scheinen öfters zu plötzlichen Todesfällen zu disponieren, worauf hier nur kurz hingewiesen werden kann. Wenn wir auch über „Die konstitutionelle Disposition zu inneren Krankheiten“, unter welchem Titel J. Bauer soeben ein ausführliches Buch veröffentlicht hat, in den letzten Jahren etwas weiter gekommen sind, so fehlen uns doch für eine Konstitutionspathologie noch recht viele wissenschaftliche Grundlagen. In den plötzlichen Todesfällen bei Status thymico-lymphaticus als „Hauptsache eine konstitutionelle Minderwertigkeit des Herzmuskels“ anzunehmen, liegt zwar insofern nahe, seit wir mit

5*

A. Paltauf (1889) in diesen Fällen ein plötzliches Versagen des Herzens annehmen, aber worin diese konstitutionelle Minderwertigkeit des Herzmuskels, die sich funktionell vielleicht auch in einer größeren Geneigtheit zum Flimmern äußert, materiell ihren Ausdruck findet, das bleibt vorläufig noch sehr dahingestellt.

Festhalten müssen wir aber die Erfahrungstatsache, daß der Träger eines solchen Status eine besondere Empfindlichkeit besitzt, die dadurch charakterisiert ist, daß ihn Koeffizienten, deren Einwirkung andere gut vertragen, töten können, besonders allem Anschein nach dann, wenn noch unterstützende Koeffizienten hinzukommen.

Im Verlauf des vergangenen Jahres sind mir sieben Fälle von plötzlichem Tod beim Elektrisieren mit Sinusströmen bekannt geworden, bei denen die Sektion einen mehr oder weniger großen Thymus bzw. einen ausgesprochenen Status thymicolymphaticus ergab. Einen solchen Fall hat unter dem Titel „Zur Physiologie und Pathologie der Thymusdrüse" schon im Jahre 1913 G. Meinhold veröffentlicht. Hierher gehört auch der eine von A. Frank 1915 obduzierte Fall, von dem wir weiter oben (S. 67) schon sprachen, der zwar keinen vergrößerten Thymus, dafür aber Herzveränderungen aufwies. Er sei hier kurz nach den Angaben von Frank erwähnt.

Der 39 Jahre alte Mann P. kam wegen Aggravationsverdacht in Beobachtung, konnte den linken Arm mäßig und unter Schmerz heben, wurde mit Sinusströmen eines Pantostaten bei Rheostatenabstand 8 elektrisiert, eine Elektrode auf die Brust, die andere auf den rechten Arm, vertrug anfangs den Strom, wurde plötzlich blau und pulslos. Es fanden sich ausgedehnte Erweichungsherde der rechten Schläfenrinde und Stirnrinde. Mäßige Fettdurchwachsung des rechten Herzens. Mikroskopisch ließen sich vereinzelte miliare Gummen in der Muskulatur der linken Kammer direkt unterhalb des Epikards nachweisen. Das Reizleitungssystem und der Sinusknoten sind frei von entzündlichen oder degenerativen Prozessen.

Infolge des schon makroskopisch festgestellten Hirnbefundes hegte Frank zunächst die Vermutung, daß es vielleicht ein Hirntod sei. Nach der mikroskopischen Untersuchung des Herzens schloß sich Frank jedoch meiner Auffassung an, daß es sich wahrscheinlich um einen Tod durch Hkf handelt. Dafür spricht vor allem die von dem elektrisierenden Arzte selbst festgestellte plötzliche Pulslosigkeit.

Auch in den sieben oben erwähnten Fällen war die plötzliche Pulslosigkeit bzw. das plötzliche Aufhören der Herztätigkeit beobachtet und in mehreren Fällen ausdrücklich angegeben, daß die Atmung eine kurze Zeit den Herzschlag überdauerte.

Alle die hier erwähnten neun Fälle waren mit Sinusströmen elektrisiert worden und bei allen hatte die Sektion pathologische Veränderungen ergeben.

In welcher Weise man jene Sinusströme auch als auslösende Koeffizienten ansehen will, ob indirekt auf das Herz einwirkend oder direkt im Sinne der Versuche von Prevost und Batelli, wie es L. Mann und auch Boruttau anzunehmen geneigt sind, immer ist doch in Betracht zu ziehen, daß es sich um Fälle handelte, in denen die Sektion pathologische Veränderungen ergab, die plötzlichen Tod im Gefolge haben können, also als disponierende Koeffizienten anzusehen sind.

Ob mit den von den Pantostaten gelieferten Sinusströmen Menschen auch ohne anatomisch nachweisbare Disposition getötet werden könnten, steht noch nicht fest, liegt aber insofern im Bereich der Möglichkeit, als es ja viele Dispositionen gibt, für die wir noch keine anatomischen Grundlagen haben.

Auch wenn in den genannten Fällen kein anatomischer Befund vorliegen würde, wären wir doch genötigt, eine Disposition anzunehmen, um zu verstehen, daß von den vielen Patienten, die besonders in der letzten Zeit so häufig mit den Sinusströmen des Pantostaten behandelt worden sind, nur eine sehr kleine Zahl so abnorm reagierte, denn mit Hilfe der rein physikalischen Faktoren könnten wir vielleicht in dem einen oder anderen Falle, aber nicht in allen genannten Fällen eine befriedigende Erklärung geben.

Auch bei den Todesfällen infolge direkter Einwirkung eines Starkstromes spielen Dispositionen eine Rolle. So hat A. Frank im Oktober 1916, wie er mir mitteilte, einen plötzlichen Todesfall obduziert, bei dem der auslösende Koeffizient ein Starkstrom war. Er fand bei ihm eine chronische, schwielige Herzmuskelerkrankung mit frischem Nachschub und Herzerweiterung. Der Verstorbene war einem Monteur im Transformationsraum behilflich gewesen, Öl in einem Transformator aufzufüllen. Als der Monteur sich umsah, fand er ihn tot daliegen.

So ergab auch die Leichenöffnung in einem der von Fürth unter dem Titel „Starkstromunfälle im Felde" kürzlich veröffentlichten Fälle, in dem ein Matrose beim Anfassen einer schadhaften Kabellampe plötzlich starb, nachdem er noch einige Male tief Atem geholt hatte, das Bestehen einer chronischen Herzmuskelschwäche. Da die Stromspannung in der Leitung nur 100 Volt betrug, sah sich der Autor auch veranlaßt, darauf hinzuweisen, daß „die Gefährlichkeitsgrenze auch durch individuelle

Verschiedenheiten der Empfindlichkeiten einzelner Personen dem
elektrischen Strom gegenüber mitbestimmt wird. Von gleichem
Einfluß sind Alter, schlechte Ernährung und Krankheit. So kann
bei Fall 1 der verhängnisvolle Ausgang der Berührung eines an
sich nicht sicher tödlichen Stromes — Elektromonteure berühren
häufig Hausleitungen von 220 Volt Spannung, um festzustellen,
ob diese stromführend sind — mit aller Wahrscheinlichkeit auf
das schlechte Herz zurückgeführt werden."

Je größer der disponierende Koeffizient (DK) ist, desto
kleiner kann der auslösende Koeffizient (AK) sein, eine Tatsache, die, so bekannt sie auch ist, doch immer wieder betont
werden muß, wenigstens für diejenigen Fälle, in denen DK sich
bis jetzt anatomisch nicht genügend belegen läßt. Plötzlicher
Tod in Fällen mit handgreiflichem klinischen und anatomischen
Befund regen im allgemeinen weniger zum Nachdenken darüber
an, wie letzten Endes der plötzliche Eintritt des Exitus zu erklären ist.

Nothnagel erwähnt z. B. in seinem Vortrage über das Sterben
auf S. 25 folgenden Fall:

Eine bejahrte Frau ist an Lungenentzündung erkrankt; die Atemnot
ist mäßig, das Bewußtsein ganz frei, aber das Herz ist schwach, ich spreche
mit ihr, prüfe den Puls, zähle eins, zwei, drei, vier — und plötzlich kein
Puls, ein tiefer Atemzug noch, alles ist vorüber — eine Lähmung des Herzmuskels ist eingetreten."

Wenn auch in diesem Falle dem plötzlichen Aussetzen des
Pulses Hkf zugrunde liegen kann, so weckt ein solcher Fall von
Hkf doch deswegen weniger Interesse, weil die Erkrankung eines
anderen Organes, hier die der Lunge, im Vordergrund für das
Zustandekommen des Todes steht.

Wenn es sich aber um Fälle handelt, bei denen der Arzt
gar nichts am Herzen gefunden hat oder nur die subjektiven Angaben des betreffenden Individuums vorliegen und dieses plötzlich unter den Erscheinungen eines Sekundenherztodes stirbt,
dann wird das Interesse rege.

Das gilt z. B. auch für die plötzlichen Todesfälle der Re-
konvaleszenten nach Infektionskrankheiten, zu welchen
vielleicht auch einige der weiter oben genannten Fälle von Frank
zu zählen sind; in drei Fällen fand er eine frische bzw. rezidivierende rheumatische Myokarditis. Ich erwähne dies hier nochmals, um besonders darauf hinzuweisen, daß als disponierender
Koeffizient des Hkf akute Prozesse im Herzen vielleicht mehr
in Betracht kommen, als chronische. Von den chronischen Veränderungen im Herzen möchte ich z. B. diejenigen als disponie-

rende ansehen, die zu einem allmählichen Verschluß großer oder vieler kleiner Koronararterien geführt haben. In solchen Fällen könnte die frisch hinzutretende Embolisierung eines auch relativ kleinen Gefäßes Hkf hervorrufen. —

Es wäre wünschenswert, wenn bezüglich der anatomischen Angaben über die Ausbreitung der Veränderungen im Herzen bei solchen plötzlichen Todesfällen sich ein bestimmter Usus einbürgerte. Die Angaben, daß die Veränderungen „geringfügige", „ausgebreitete", „sehr ausgebreitete" oder „hochgradige" sind, geben zwar eine gewisse Vorstellung über die Ausbreitung und damit über den Grad der Veränderungen, aber es enthalten diese Ausdrücke noch zu viel Subjektives. Auf den Sitz der Veränderungen im Herzen ist besonders bei den Untersuchungen über das Erlahmen des hypertrophischen Herzmuskels geachtet worden und von Aschoff-Tawara speziell das Reizleitungssystem dabei auf Veränderungen untersucht worden. In Fällen von plötzlichem Herztod ist dies mehrfach von J. W. Mönckeberg geschehen. Seine Bemühungen gingen dahin, Fälle von plötzlichem Herztod durch eine totale Aufhebung der Funktionen des Atrioventrikularsystems zu erklären. Die Richtung seiner Erklärung ist insofern eine ganz andere als die unserige, als sie die Aufhebung der Funktionen des Atrioventrikularsystems zur Grundlage hat, während es sich bei unserer Erklärung um das Eintreten einer Überfunktion dieses Systems handelt, wobei aber nochmals erwähnt sei, daß ich jenes System wohl für die Prädilektionsstelle halte, aber nicht ausschließe, daß die Ausgangsstelle im Herzen für das Hkf auch außerhalb derselben liegen kann. Es sei hier reproduziert, was ich 1916 über Mönckebergs Ansicht äußerte:

„Er wies darauf hin, daß in vielen Fällen von Dissoziation oder Kammersystolenausfall eine überraschend große Prozentzahl von Angaben über plötzlichen Herztod sich findet. Es ist gewiß richtig, daß der Adams-Stokessche Symptomenkomplex öfters zu plötzlichem Tode führt. Leider sind aber die klinischen Angaben hinsichtlich der Plötzlichkeit, mit der der Tod eintrat, zumeist nicht scharf genug, um daraus zu ersehen, ob es sich um einen Sekundenherztod handelte. In der plötzlichen Aufhebung der Überleitung hätte man anscheinend den plötzlich einsetzenden Koeffizienten. Daß jedoch die plötzliche Aufhebung der Überleitung den Tod herbeigeführt hätte, darüber ist weder klinisch etwas Sicheres bekannt, noch ist es mir experimentell jemals vorgekommen. Auch ließe es sich nur in solchen Fällen verstehen, in denen die Reizbildung in den Kammern nach Aufhebung der Überleitung sich nicht entwickeln würde, wozu eine sehr hochgradige Schädigung der Kammern erforderlich wäre. Bei schon bestehender Dissoziation, also bei Kammerautomatie, den plötzlichen Herztod auf ein plötzliches Versagen der Reizbildung zu beziehen, hätte man theoretisch

insofern anscheinend Anlaß, als es bei Kammerautomatie zu hochgradiger
Kammerbradysystolie kommen kann. Indessen ist bis jetzt das plötzliche
Aufhören der Kammertätigkeit durch plötzliches Versagen der Kammer-
reizbildung weder klinisch nachgewiesen, noch experimentell mir begegnet.
Soweit es sich in den Fällen von Adams-Stokesschem Symptomenkomplex
um einen Sekundenherztod handelt, ist nach meiner Meinung der Tod sehr
wahrscheinlich durch Herzkammerflimmern herbeigeführt. Insofern es sich
um Erkrankungen des Atrioventrikularsystems handelt, kann man in diesen,
besonders soweit es sich um mehr akut einsetzende Veränderungen handelt,
wohl einen Koeffizienten des Sekundenherztodes erblicken, aber nicht im
Sinne der Aufhebung der Funktionen dieses Systems, sondern vielmehr
im Sinne einer plötzlich einsetzenden Übererregung, ausgehend von irgend-
einer Stelle des Systems.“

Wie ich weiter oben (S. 13) erwähnte, kann unter ganz
besonderen pathologischen Umständen Vagusreizung definitiven
Stillstand des Herzens herbeiführen, dazu ist aber schon eine
sehr schwere Schädigung des Herzens die Voraussetzung. Letzteres
gilt auch für folgende Angabe von Rothberger und Winterberg über den Erfolg von Durchschneidungsversuchen am His-
schen Bündel: „Nach gelungener Durchtrennung bleiben in einer
gewissen Anzahl von Experimenten, wie dies ja auch andere
Autoren erfahren haben, die Kammern vollständig in Ruhe oder
kontrahieren sich nur noch so selten, daß in kurzer Zeit der Tod
eintritt.“

Ich habe schon öfter darauf hingewiesen (siehe auch S. 35),
daß Dilatation des Herzens zu Flimmern disponiert; Dilatation der Vorhöfe zu Vorhofflimmern, Dilatation der Kammern
zu Kammerflimmern. Unter der Dilatation ist hier nur die inkompensatorische zu verstehen, die man bei Herzschwäche
findet, nicht die kompensatorische. Die inkompensatorische,
auch passive oder Stauungs-Dilatation genannte Erweiterung
der Herzkammern ist ein Koeffizient des Hkf durch die Art ihres
Zustandekommens, die bekanntlich sehr verschieden sein kann.
Vom Experiment her ist mir die dyspnoische Dilatation als
besonders disponierend bekannt, wie auch die narkotische.
Beide können gewiß auch beim Menschen eine disponierende
Rolle für das Auftreten von Hkf spielen. Hier wäre auch die
diphtherische Dilatation zu nennen, die beim Menschen rönt-
genologisch durch Moritz-Dietlen nachgewiesen wurde und
besonders hohe Grade erreicht. —

Der Obduzent wird sich auch immer darüber orientieren
müssen, ob bei dem jeweiligen plötzlichen Todesfall zur Wiederbelebung medikamentöse Mittel (siehe S. 36) angewendet
wurden und welche es waren. Hier sei die Äußerung von Cursch-

mann auf dem Kongreß für innere Medizin im Jahre 1891 wiedergegeben:

„Ich habe mehrmals plötzliche Todesfälle im Verlaufe der Angina pectoris gesehen, von denen ich nicht anders annehmen kann, als daß sie unmittelbar eingeleitet waren durch zu starke Dosen von Morphium."

Daß Morphium eine fördernde Wirkung auf die heterotope Reizbildung im Herzen haben kann, habe ich weiter oben schon angeführt.

Besonders gefährlich kann unter Umständen das bereits wiederholt erwähnte Adrenalin sein, das je nach der Disposition schon in relativ kleinen Dosen Flimmern hervorruft. Auch beim Menschen ist nach den bestehenden Angaben schon statt der erhofften Besserung plötzlicher Tod als Folge einer Adrenalininjektion eingetreten.

So berichtet ein Herr N. N. im Zentralblatt für Gynäkologie Nr. 24, 1909 über zwei Fälle von momentanem Tod nach Injektion von Adrenalin unter blitzartigem Stocken von Puls und Atmung.

Im selben Jahr teilte M. John in der Münch. med. Wochenschrift Nr. 47 einen Fall von Adrenalintod mit und berichtet über einen von van den Velden beobachteten Fall, in dem 10 Minuten nach Injektion von 0,4 ccm Strophantin Exitus erfolgte. John schließt seine Mitteilung mit dem Satze: „Die Gefahr eines Adrenalintodes ist nach den bisherigen Erfahrungen nur bei hochgradiger Herzschwäche infolge von Schrumpfniere in Erwägung zu ziehen." Ich möchte mich diesem „nur" auf Grund meiner experimentellen Erfahrungen nicht anschließen. Die Konntnis, daß irgend ein solches Mittel, zu denen noch verschiedene andere gehören, in dem jeweiligen Falle von plötzlichem Herztod angewendet wurde, läßt die Plötzlichkeit des Todes oft erst verstehen und den jeweiligen Herzbefund als lediglich disponierenden erkennen.

17. Zur forensischen Bedeutung des Herzkammerflimmertodes.

Da die gerichtliche Medizin zur Beurteilung des jeweiligen plötzlichen Todesfalles sich sowohl die Erfahrungen des Arztes wie die des pathologischen Anatomen zunutze macht, wäre eine ausführliche Besprechung über die forensische Bedeutung des Hkf für die Erklärung plötzlicher Todesfälle größtenteils eine Wiederholung der in den früheren Kapiteln gemachten Ausführungen.

Auf einige Punkte soll jedoch noch eingegangen werden. A. Kolisko hat in seinem schon eingangs erwähnten Werke in einem Anhang auf S. 1460 sechs Fälle angeführt unter dem Titel: „Plötzlicher natürlicher Tod ohne nachweisbare krankhafte Veränderungen an den Organen." In allen diesen Fällen handelt es sich um „lymphatische Konstitution". Dazu zunächst eine allgemeine Bemerkung. Da die lymphatische Konstitution in diesen Fällen auf Grund eines anatomischen Befundes festgestellt wurde, würde ich nicht sagen, daß diese Todesfälle „ohne nachweisbare krankhafte Veränderungen an den Organen" erfolgten. Der Hinweis, daß es sich um Veränderungen handelte, „welche an sich nicht als krankhaft bezeichnet werden konnten", fußt auf einer Unterscheidung von „abnorm" und „krankhaft", die sich bekanntlich nicht scharf durchführen läßt und leicht zu Mißverständnissen führen kann. So würde man nach jenem Titel nicht erwarten, daß er auch lauten könnte: Plötzlicher natürlicher Tod in Fällen von anatomisch nachweisbaren Veränderungen gewisser Gewebssysteme, oder, P. n. T. in Fällen von lymphatischer Konstitution. Der abnorme anatomische Befund bildet die Grundlage dafür, von einer „abnormen Konstitution" bzw. von einer entsprechenden Disposition in diesen Fällen sprechen zu können, eine Disposition, die bekanntermaßen unter der Einwirkung eines auslösenden Koeffizienten oder, wie sich Kolisko ausdrückt, einer Gelegenheitsursache zum plötzlichen Tode führen kann.

Was die Todesart anbelangt, so handelt es sich nach den vorliegenden Angaben anscheinend nicht immer um einen Herztod. Wenigstens ist letztere Todesart nur dann annehmbar, wenn das Herz vor der Atmung versagt, oder Herzschlag und Atmung anscheinend gleichzeitig aufhören. Als auslösender Koeffizient (Gelegenheitsursache) sind in den oben genannten sechs Fällen angeführt „Erschrecken über leichten Schlag auf den Kopf", „Erschrecken über einen unversehenen Schlag auf die Finger", „angeblicher Pferdehufschlag", „Injektionsstiche in die Nasenscheidewand", „Beginn einer Narkotisierung" und „Aufregung".

Im ersten Falle wird vermutet: „Das Herz hatte, wenn auch auskultatorisch es nicht mehr nachzuweisen gewesen wäre, noch eine Zeitlang weiter geschlagen, während die Atmung sofort sistiert blieb." Im zweiten Falle fehlen die diesbezüglichen Angaben. Im dritten Falle war der Tod „unter plötzlicher Sistierung der Atmung und nachfolgender des Herzschlages" erfolgt.

Im vierten Falle scheint das Herz vor der Atmung versagt zu haben, denn „unmittelbar nach der dritten Injektion stürzte das Mädchen vom Sessel und war nach wenigen Atemzügen tot". Es wird noch angeführt: „Das Herz ließ erkennen, daß an demselben wiederholt ein Dilatationszustand bestanden hatte und seine linke Kammer etwas hypertrophisch war, was nach der Angabe der Eltern, das Mädchen sei herzleidend gewesen, in Übereinstimmung stand." Im fünften Falle „sistierten plötzlich Atmung und Puls"; im sechsten Falle steht in der Angabe, „sie stürzte plötzlich zusammen und starb".

Der zweite und sechste Fall wird auf „Herzlähmung" zurückgeführt; im vierten Falle wird ein inhibitorischer Stillstand der Atmung und des Herzens angenommen. Da jedoch angegeben ist, daß das Mädchen vom Sessel stürzte und nach wenigen Atemzügen tot war, spricht dies für ein plötzliches Versagen des Herzens. In diesen drei Fällen kann der Tod durch Hkf eingetreten sein. Im ersten Falle ist nach den Angaben das Überdauern des Herzschlages nur eine Vermutung, im dritten Falle fehlen zu einer genaueren Beurteilung detailliertere Angaben, im zweiten Falle ist nichts über die zeitlichen Beziehungen des Herzversagens zum Atemstillstand gesagt. Mit dieser Anführung soll erneut die Bedeutung hervorgehoben werden, welche für die Beurteilung der Todesart die, leider oft nicht mögliche, genaue Feststellung der zeitlichen Beziehungen des Herzversagens zum definitiven Atmungsstillstand hat. Dabei sei noch darauf hingewiesen, daß auch zu beachten wäre, ob dem plötzlich eintretenden Atemstillstande nicht doch noch einige Atemzüge folgten, bevor der definitive Stillstand der Atmung eintrat, denn es ist bekannt, daß z. B. ein reflektorisch ausgelöster Stillstand der Atmung gewöhnlich noch kein definitiver ist.

Ob und inwieweit zum Zustandekommen der plötzlichen Todesfälle bei lymphatischer Konstitution auch eine reflektorische Herabsetzung des Gefäßtonus als Koeffizient eine Rolle spielt, und inwieweit bei Einwirkung des auslösenden Koeffizienten ein gerade bestehender Zustand der Verdauung, der Menstruation usw., worauf Kolisko hinweist, als unterstützender Koeffizient in Betracht kommt, was sehr wohl der Fall sein kann, darauf soll hier nicht weiter eingegangen werden.

Da Kolisko zur Erklärung dieser Fälle auf die klinischen Untersuchungen von Eppinger und Heß Bezug nimmt, die „den Nachweis erbracht haben, daß bei Individuen mit sog. lymphatischer Konstitution tatsächlich eine Überempfindlichkeit des

autonomen Nervensystems besteht, daß dieselben Vagotoniker
sind", sei dazu bemerkt, daß, falls es sich so verhält, die Annahme,
in diesen plötzlichen Todesfällen handle es sich um Hkf, hierdurch
nur gestützt würde, da Vaguserregung ein das Eintreten von Flimmern unterstützender Koeffizient ist.

Hier sei auf die bekannte Tatsache noch hingewiesen, daß
beim Vagusdruckversuch zuweilen ein sehr geringer Druck genügt, um das Herz zu beeinflussen. Wenckebach faßt seine
Erfahrungen darüber auf S. 169 seines 1914 erschienenen Buches
folgendermaßen zusammen: „Der sehr stark positive Ausfall des
Vagusdruckversuchs bei leiser Berührung der Vagusgegend deutet
offenbar in einer großen Zahl von Fällen·auf eine schwere Schädigung des Herzens, besonders auf einen schlechten Zustand des
Herzmuskels hin." Auf S. 171 berührt er auch die forensische
Bedeutung dieser Erfahrungen. Über die Beziehung des Effektes
des Vagusdruckversuches zur Anzeige einer Degeneration des
Herzmuskels hat A. Weil 1916 Mitteilungen gemacht, auf die
hier noch hingewiesen sei. —

Nochmals betonen möchte ich, daß es auch in der gerichtlichen Medizin besser wäre, in jenen Fällen, in denen es sich um
einen Sekundenherztod handelt, nicht ohne weiteres von
„Herzlähmung" zu sprechen, sondern statt Lähmung eine andere
Bezeichnung (z. B. Herzversagen) zu gebrauchen, da die Ausdrucksweise, in solchen Fällen von Sekundenherztod sei der Tod
infolge „plötzlicher Lähmung" oder „plötzlichen Stillstandes"
des Herzens erfolgt, durch die bisher vorliegenden Erfahrungen
nicht ohne weiteres gerechtfertigt ist, Anlaß zur Bildung unrich-
tiger Vorstellungen über die Art des plötzlichen Herzversagens
gibt und auf die weitere Forschung nicht fördernd, sondern lähmend wirkt [1]. —

---

[1] Ich habe seinerzeit (1912) von Treiblähmung des Herzens gesprochen und auch den Ausdruck Flimmerlähmung des Herzens verwendet. Wenn man die Bezeichnung Lähmung einbezogen wissen will,
sind diese Ausdrücke der Bezeichnung Herzlähmung gewiß insofern vorzu-
ziehen, als unter Lähmung des Herzens streng genommen die Aufhebung
seiner Reaktionsfähigkeit zu verstehen ist, und zwar seine präsente
Reaktionsfähigkeit, da sie latent bei reaktivierbaren Zustand des Herzens
noch vorhanden sein kann. Treiblähmung des Herzens besagt, daß speziell
seine Funktion, das Blut auszutreiben, aufgehört hat, nicht aber, daß die
Reaktionsfähigkeit seiner einzelnen Bestandteile aufgehört hat. Flimmerlähmung charakterisiert die Art der Treiblähmung noch genauer, nämlich,
daß sie auf Flimmern beruht.

Zum Schlusse dieses Kapitels sei auf die meines Wissens nicht sehr bekannten Befunde hingewiesen, die nach Kolisko bei lymphatischer Konstitution häufig am Herzen zu machen sind. Auf S. 722 schreibt er darüber:

„Ein bedeutungsvoller Befund läßt sich bei lymphatischer Konstitution sehr häufig am Herzen konstatieren. Es zeigt nämlich die linke Kammer oft eine diffuse Trübung ihres Endokards, ohne daß an den Klappen oder am Wandendokard selbst oder im Herzfleische irgend ein Anzeichen eines entzündlichen Prozesses nachzuweisen wäre. Diese Trübung, auf deren Ursache wir noch näher werden zu sprechen kommen, läßt darauf schließen, daß an dem Herzen abnorme Dehnungszustände des Endokards infolge von Dilatationsvorgängen und abnormen Druckverhältnissen auf die Kammerinnenfläche schon wiederholt stattgehabt hatten. Bei lymphatischen Individuen kommt es eben auch zu nicht tödlichen Schädigungen des Herzens, welche, wenn sie wiederholt zur Geltung gekommen waren, anatomische Veränderungen an der Innenauskleidung des Herzens zur Folge haben.“

Auf S. 1148 fügt er hinzu:

„Wir hatten bereits Gelegenheit, jene diffuse Wandendokardverdickung zu besprechen, welche unserer Meinung nach irrtümlich als parietale Endokarditis aufgefaßt wurde, jedoch nur die Folge chronischer Dilatationszustände ist. Dieselbe hat ihren Grund in rein hypertrophischen Veränderungen des Endokards, welche sich zufolge langdauernder oder wiederholter abnormer Druckverhältnisse und Dehnungen entwickeln, nicht aber in einer entzündlichen Endokardaffektion. Sie kommt begreiflicherweise aber auch neben entschieden entzündlichen Endokardveränderungen vor, wenn zufolge letzterer, so bei durch chronische Endokarditis hervorgerufenen Klappenfehlern, sich eine Dilatation des betreffenden Herzabschnittes entwickelt hatte. In unseren Fällen eines plötzlichen natürlichen Todes ist die diffuse Wandendokardverdickung der linken Kammer von besonderer Bedeutung, weil sich daraus ein Schluß auf wiederholte und längerdauernde Dilatation ziehen läßt, bei welcher erfahrungsgemäß auch plötzliche Herzlähmung nach geringen Gelegenheitsursachen eintreten kann. Namentlich bei jenen dilatierten Kinderherzen, welche so oft die Ursache eines plötzlich und unerwartet eingetretenen Todes abgeben, und bei den Herzen von plötzlich verstorbenen Individuen mit sog. lymphatischer Konstitution kommt ihr diese Bedeutung zu.“

Zu diesen anatomischen Feststellungen sei bemerkt, daß, wie weiter oben schon erwähnt wurde, eine Dilatation der Kammern, die auf Herzschwäche beruht, ein das Auftreten von Hkf unterstützender Koeffizient ist, und daß die diffuse Wandendokardverdickung an die Möglichkeit denken läßt, daß von ihr das in dieser Gegend sich ausbreitende Reizleitungssystem irgendwie mitbetroffen wird, wodurch letzteres eine Änderung seines Reaktionszustandes erfahren könnte.

18. Über den Sekundentod durch plötzliches Versagen eines anderen Organs als des Herzens.

Wie vom Herzschlag, so spricht man bekanntlich auch vom Hirnschlag, Lungenschlag usw. Diese Ausdrücke besagen, daß das jeweilige Individuum plötzlich eine Affektion der betreffenden Organe erlitten habe, die, wenn sie zum Tode führt, als Tod durch Hirnschlag, Lungenschlag usw. bezeichnet wird. Über den Grad der Plötzlichkeit, mit der bei diesen Todesarten der Tod erfolgen kann, sind die Angaben in der Literatur vielfach recht unbestimmt. Wie beim plötzlichen Herztod dürfen wir aber auch hier die Plötzlichkeit, mit der der jeweilig einwirkende Koeffizient die plötzlich auftretenden Symptome hervorruft, nicht ohne weiteres auf das Eintreten des Todes übertragen, denn es kann bis dahin noch recht viel Zeit verstreichen. Uns interessiert hier nun die spezielle Frage, ob diese Zeit außer beim Herztod auch beim Versagen eines anderen Organes so kurz sein kann, daß man von einem Sekundentode sprechen kann.

Von den Organen des Körpers kommen naturgemäß hier vor allem jene in Betracht, die man als die lebenswichtigen zu bezeichnen pflegt, obwohl auch diese Bezeichnungsweise durchaus keine scharfe ist. Nächst dem Herzen wäre demgemäß hier der Atmungsapparat zu nennen. Es ist keine Frage, daß die Atmung momentan versagen kann. Da wir gegenüber dem Herzen bei der Atmung in der angenehmen Lage sind, die Atembewegungen sehen zu können, so können wir beim Versagen der Atmung auch ihren Stillstand wahrnehmen. Wie beim Herzflimmern kann auch der Atemstillstand ein passagerer sein. Um mit Recht von einem plötzlichen Tod durch plötzliches Versagen der Atmung sprechen zu können, ist es daher nötig, zu wissen, ob in dem betreffenden Falle der plötzlich eintretende Atemstillstand bis zum Tode anhielt oder nicht.

Soweit es mir bekannt ist, kann ein plötzliches und anhaltendes Versagen der Atmung nur durch ein plötzliches Versagen der Funktion des Atemzentrums erfolgen, sei der spezielle Koeffizient, welcher dieses Versagen veranlaßte, welcher immer, z. B. eine Embolie der zuführenden Arterien, eine Blutung usw. Das plötzliche und anhaltende Versagen der Funktion des Atemzentrums hat nun zwar den Tod zur Folge, aber dieser Tod wird im allgemeinen, wenn nicht etwa gleichzeitig auch das Herz betroffen wurde, was z. B. beim Einwirken eines starken elektrischen Stromes der Fall sein kann, kein Sekundentod sein, sondern höchstens ein Minutentod, da das Herz im nicht betroffenen Falle wenigstens noch einige Minuten weiterschlagen wird. Ähnlich verhält es sich mit dem Herzen beim sogenannten Lungenschlag, der Embolie der Lungenschlagader; in diesem Falle versagt aber nicht die äußere Atmung mit einem Schlage, sondern die Lungenzirkulation. Versagen der Atmung und des Herzens treten hier erst sekundär nach einer gewissen Zeit ein, die verschieden lang sein kann, im unkomplizierten Fall aber wohl nie so kurz ist, daß man von einem Sekundentode sprechen kann.

Ich führte oben die Möglichkeit an, daß mit der Atmung gleichzeitig auch das Herz durch den plötzlich einwirkenden Koeffizienten getroffen sein kann und daß dies z. B. durch einen starken elektrischen Strom geschehen könnte. Dazu möchte ich bemerken, daß ein fast gleichzeitiges Versagen der Atmung und des Herzens auch in der Weise erfolgen könnte, daß der Koeffizient, der das Atemzentrum trifft, gleichzeitig auch die zentralen Endigungen der extrakardialen Herznerven in Erregung versetzen und dadurch Herzkammerflimmern hervorrufen könnte. Durch das mögliche Hinzutreten von Hkf zu dem plötzlich eingetretenen und anhaltenden Atemstillstand, also durch eine solche Kombination, wäre auch ein Sekundentod denkbar, nur wäre dieser Tod als Sekundentod kein reiner Atmungstod. Ich habe bei dieser Besprechung des plötzlichen Atmungstodes vermieden, von einer Lähmung der Atmung oder des Atmungszentrums zu sprechen, da diese Ausdrucksweise mehr besagt als Versagen der Atmung; immerhin ließe sie sich beim plötzlichen Atmungstod, wenigstens in vielen Fällen, eher rechtfertigen als beim plötzlichen Herztod.

Bei der eben erwähnten Möglichkeit einer mit dem Versagen der Atmung gleichzeitig erfolgenden zentralen Erregung der extrakardialen Herznerven könnte sich zu dem dauernden Atmungsstillstand auch ein vorübergehender Herzstillstand durch Vaguserregung gesellen. In diesem Falle würde Atmung und Herz für einige Zeit gleichzeitig stille stehen, aber eben nur für einige, nach Sekunden zu zählende Zeit, denn alsbald würde, falls kein Hkf eintritt, das Herz wieder zu schlagen beginnen, bevor es definitiv seinen Schlag einstellt. —

Bei der Formulierung des klinisch nachgewiesenen Todes haben wir in dem betreffenden Kapitel auf die Zirkulations- und Atmungserscheinungen Bezug genommen. Zu den ersteren gehören auch die Erscheinungen am Gefäßsystem und wir hätten uns hier dementsprechend noch die Frage vorzulegen, ob außer

durch ein plötzliches Versagen des Herzens auch durch ein plötzliches Versagen des Gefäßsystems ein Sekundentod eintreten kann. Diese Frage, die mit solcher Berücksichtigung des
Zeitfaktors meines Wissens noch nicht aufgeworfen wurde, läßt
sich vorläufig noch nicht mit wünschenswerter Genauigkeit be-
antworten, wozu unter anderem auch das Fehlen von Belegen
über die dabei beobachtete Sterbedauer mit beiträgt. Sehen
wir hier von dem Versagen des Gefäßsystems durch Kontinuitätstrennungen und dem damit bedingten akuten Verblutungstode ab, so bleibt eigentlich nur die Möglichkeit zu besprechen
übrig, ob eine abnorme Verteilung des Blutes durch ein Versagen
des Gefäßsystems so rasch, in solchem Ausmaße und so andauernd
auftreten kann, daß daraus ein Sekundentod resultiert. Um
diese Bedingungen zu erfüllen, wäre in erster Linie ein plötzlich
eintretender Koeffizient erforderlich. Die allmählich eintretende
Lähmung des Vasomotorenzentrums, wie sie bei verschiedenen
Erkrankungen angenommen wird, würde demgemäß als solche
hier nicht in Frage kommen. Wohl aber könnte die bei manchen
Krankheiten sich ausbildende Tonusschwäche als disponierender
Koeffizient es ermöglichen, daß ein plötzlich einwirkender Koeffizient eine erheblich viel stärkere Wirkung hat, als ohne Vorhandensein einer solchen Disposition.

Plötzliche erhebliche Änderungen in der Blutverteilung
durch Versagen des Gefäßsystems kommen, wie wir wissen, durch
entsprechende Einwirkungen auf das Vasomotorenzentrum zustande, von denen vor allem seine reflektorische Beeinflussung
hier zu nennen wäre.

Reflektorisch im weitesten Sinne des Wortes, wozu also
auch die sogenannten psychischen Reflexe zu rechnen wären,
werden die verschiedensten Symptomenkomplexe ausgelöst, die
unter dem Namen Ohnmacht, Schock, Kollaps usw. in der Literatur bekannt sind und bei deren Zustandekommen Änderungen
in der Blutverteilung eine Rolle spielen.

Soweit es sich hierbei um beträchtliche arterielle Blutdrucksenkungen handelt, die wesentlich durch Herabsetzung des Gefäßtonus und nicht durch die häufige Mitbeteiligung des Herzens
bedingt sind, wäre an die Möglichkeit zu denken, daß sie den
Tod einleiten könnten. Hierzu wäre entweder ein sehr starker
auslösender Koeffizient erforderlich, der jedoch seiner Natur
entsprechend sich nicht auf die Beeinflussung des Gefäßsystems
beschränken würde, oder eine gewisse Disposition zu einem raschen
Nachlassen des Gefäßtonus. Dispositionen solcher Art wird es

gewiß geben. So haben wir weiter oben von den plötzlichen Drucksenkungen bei Insuffizienz des Adrenalsystems gehört. Hier besteht schon an und für sich gewöhnlich ein niedriger arterieller Druck, der aber allem Anschein nach unter Umständen auch durch Koeffizienten, die es normalerweise nicht tun, rasch noch weiter herabgesetzt werden kann. Wir werden uns aber in der Beurteilung des Zustandekommens dieser raschen Drucksenkungen noch zurückhalten müssen, solange noch nicht feststeht, welche Rolle das Herz hierbei spielt. Gerade die von O. Steiger mitgeteilten vier Beobachtungen (S. 55), von denen es in drei Fällen ganz plötzlich dazu kam, daß „über dem Herzen kein Ton mehr zu hören war", lassen es vorläufig doch noch fraglich erscheinen, ob das so rasche Verschwinden der Herztöne lediglich die Folge eines plötzlichen Versagens des Gefäßsystems ist, das erst sekundär das Herz in Mitleidenschaft zieht, oder ob nicht schon primär das Herz mitbeeinflußt wird. Zur weiteren Klärung wird es noch der genauen Beobachtungen anderer solcher plötzlichen Todesfälle bedürfen, die, da sie in ihrer Erscheinungsform variieren, auch kaum ganz einheitlich zu beurteilen sein dürften.

So berichtet O. Steiger z. B. im ersten seiner mitgeteilten Fälle: „Der Arzt konstatiert noch einige Atemzüge, Patient ist pulslos; während einiger Sekunden ist über dem Herzen noch ein leiser systolischer Ton zu hören. Die Atmung dauert aber noch ca. 50 Sekunden an, nachdem über dem Herzen überhaupt kein auskultatorisches Phänomen mehr zu konstatieren ist."

Diese Beobachtung, daß bei dem Patienten, der plötzlich zurückgefallen war, nachdem er sich im Bett mit großer Anstrengung aufgerichtet hatte, noch ein leiser systolischer Ton während einiger Sekunden zu hören war, spräche wohl dafür, daß primär ein plötzliches Versagen des Gefäßsystems vorlag, falls dieser leise systolische Ton ein Kammerton und nicht etwa ein Vorhofton war.

War es ein Kammerton und läßt sich unter dieser Voraussetzung jener Auskultationsbefund im wesentlichen auf ein plötzliches Versagen des Gefäßsystems beziehen, so wäre damit aber z. B. nicht ausgeschlossen, daß eine durch gleichzeitige Vaguserregung bedingte Abschwächung der Kammerkontraktionen zur Abschwächung des systolischen Tones mit beigetragen haben könnte.

Daß Abschwächungen der Kammerkontraktionen durch Vagusreizung beim Menschen vorkommen, konnte 1912 J. Rihl an

der Hand von zwei Fällen aus meiner Klinik mitteilen; in einem
dieser Fälle war es infolge einer Hämoptoe zu erheblichem Blut-
verlust gekommen, ein Umstand, der zur Erklärung der beobachteten kontraktionsschwächenden Vaguswirkung mit herangezogen
wurde, da vom Experiment her bekannt ist, daß durch Verblutung
das Auftreten einer inotropen Vaguswirkung begünstigt wird.

O. Steiger erwähnt in seiner Mitteilung auch, daß unter
15 auf der Klinik von Eichhorst beobachteten Fälle von Morbus
Addisoni „5 unter den Symptomen eines länger dauernden Herz-
kollapses zugrunde gingen", und fügt hinzu: „Bei einer dieser
Beobachtungen ist verzeichnet, daß einige Stunden vor dem
Exitus letalis nur systolische, mit dem Herzspitzenstoß synchrone
Töne zu hören waren. Diese Erscheinung ist um so verständlicher,
als das von H. Müller genau studierte und jetzt allgemein an-
erkannte Phänomen des ‚Spechtschlagrhythmus' eben dadurch
zu erklären ist, daß infolge Sinkens des Blutdruckes der II. Ton
einfach nicht mehr zustande kommt und nur systolische Herz-
muskeltöne gebildet werden." Ein Erlöschen des zweiten Tones
ist nach Müller ein sicheres Zeichen für Vasomotorenlähmung.

Experimente an Hunden, die ich schon vor einigen Jahren
angestellt habe, ergaben gleichfalls die bereits bekannte Erfahrung,
daß beim Verblutungstode der zweite Ton vor dem ersten ver-
schwindet, sie machten mich aber auch darauf aufmerksam, daß,
wenn man schließlich gar keine Herztöne mehr hört, aus diesem
negativen Auskultationsbefunde nicht ohne weiteres geschlossen
werden darf, das Herz oder wenigstens die Kammern ständen
still, denn wenn man rasch das Herz freilegt, kann man die Kammern noch schwach schlagen oder flimmern sehen. Diese Tatsache, daß die Kammern noch schlagen können, ohne beim Auskultieren der Brust noch hörbare Schallerscheinungen zu liefern,
erschwert gewiß auch beim Menschen die Beurteilung eines solchen
negativen Auskultationsbefundes am Herzen. da er unter Umständen drei Annahmen zuläßt, nämlich die, daß die Kammern
still stehen, daß sie flimmern oder daß sie sich noch schwach
kontrahieren. Welche von diesen drei Möglichkeiten im jeweiligen
Falle vorliegt, ließe sich zwar mit Hilfe der elektrographischen
Methode entscheiden, aber sie ist, wie schon erwähnt, meistens
nicht oder nicht rechtzeitig zur Hand. Gerade bei der uns hier
interessierenden Frage, ob bei ganz plötzlichen Todesfällen das
Herz oder das Gefäßsystem primär versagt hat, ist die Entscheidung
von Bedeutung. Lediglich auf Grund der Auskultation kann
man wohl höchstens folgendes sagen. Hört man zur Zeit des eben

eingetretenen Kollapses nur systolische Kammertöne (1. Fall von Steiger), dann spricht dies für einen Gefäßkollaps, schließt aber die Mitbeteiligung des Herzens nicht aus; hört man aber zur Zeit des eben eingetretenen Kollapses keine Herztöne (4. Fall von Steiger), so spricht dies für einen Herzkollaps, wenn es auch eine Mitbeteiligung der Gefäße nicht ausschließt. Vorläufig glaube ich, daß bei diesen eben besprochenen Fällen von Sekundenherztod das Herz eine wesentliche Rolle gespielt hat, und zwar vermute ich das hauptsächlich mit auf Grund der Geschwindigkeit, mit der der Tod erfolgt.

Beim Menschen und ganz besonders im Falle eines plötzlich eintretenden Todes sind wir noch weniger als beim Experiment in der Lage, sicher festzustellen, welchen Anteil das Herz und welchen die Gefäße an dem Eintritt des Todes haben. Auch im Tierexperiment ist es oft nicht leicht, herauszufinden, auf welche Art und Weise eine beobachtete arterielle Drucksenkung zustande kommt. Es sei hier an die Blutdrucksenkung beim anaphylaktischen Schock erinnert, die man anfangs auf eine primäre Vasodilatation im Splanchnikusgebiet bezog. Heute wissen wir aber durch die Arbeiten von W. H. Schultz, J. Airila und besonders durch die aus dem Institut von H. Meyer stammende Mitteilung von H. Mautner und E. P. Pick, daß die sogenannten „Schockgifte" „Krampfgifte der glatten Muskulatur im allgemeinen und der Gefäßmuskulatur der Darm-, Leber- und Lungengefäße im speziellen" sind.

Bei intravenöser Zufuhr des betreffenden wirksamen Eiweißkörpers können Kaninchen, wie Airila 1914 angab, beim anaphylatischen Schock innerhalb 2 bis 5 Minuten sterben (Minutentod), und zwar wesentlich durch Verengerung der Lungengefäße, die ein Sinken des arteriellen Blutdruckes im großen Kreislauf zur Folge hat.

Ich habe den anaphylaktischen Schock hier auch deswegen mit erwähnt, um darauf hinzuweisen, daß die tödliche arterielle Blutdrucksenkung hier nicht so rasch wie bei einem Sekundenherztod erfolgt. Im äußersten Fall ist es ein Minutentod, meist ist aber die Sterbedauer viel länger, vorausgesetzt, daß überhaupt der Tod eintritt, was von verschiedenen Umständen, so auch sehr von der Tierart abhängt.

Der Ausdruck Schock in Zusammenhang mit diesen Giften ist übrigens insofern nicht recht angebracht, als die Symptome nicht so mit einem Schlage — was der Ausdruck Schock besagt — auftreten, wie dies beim traumatischen oder psychischen Schock

der Fall ist, bei denen der auslösende Koeffizient ganz plötzlich
einwirkt. Die genannten Autoren haben diesem Einwande auch
insofern Rechnung getragen, als sie die Bezeichnung „Schockgifte" unter Anführungszeichen verwenden. Der Ausdruck Schock
bei der Bezeichnung „anaphylaktischer Schock" wäre eigentlich
auch besser durch den Ausdruck Kollaps zu ersetzen. Dies weiter
auszuführen, ist hier nicht der Ort; es würde auch ein tieferes
Eingehen auf die Bedeutung und schärfere Trennung der Begriffe Schock und Kollaps erfordern, was ich mir für später vor-
behalte.

Schlußbemerkungen.

Bei der Beurteilung des im vorausgehenden gemachten Ver-
suches einer zusammenfassenden Besprechung jenes Todes, den
ich als Sekundenherztod bezeichnet habe, möge berücksichtigt
werden, daß jene Zusammenfassung keinen Anspruch auf Vollständigkeit erhebt, wenn sie auch wohl Wesentliches nicht un-
erwähnt gelassen haben dürfte. Das gilt auch von der Darstellung
unserer Erfahrungen über das Herzkammerflimmern, die in diesem
Ausmaße bis jetzt meines Wissens noch nicht vorliegt, hier aber
nötig war, und zwar sowohl deswegen, weil nach meiner Auffassung
gerade das Hkf die große Geschwindigkeit oft verstehen läßt,
mit der in vielen ganz plötzlichen Todesfällen beim Menschen
der Exitus erfolgt, als auch deswegen, weil unsere Kenntnis über
das Hkf, im Gegensatz zu denjenigen über das Herzvorhofflimmern
im Kreise der Ärzte noch relativ wenig bekannt sind.

Unabhängig davon, ob der jeweilig zu beobachtende ganz
plötzliche Tod als ein Herzkammerflimmertod aufzufassen ist
oder nicht, gingen meine Bemühungen auch dahin, dem Zeit-
faktor beim plötzlichen Tode noch mehr Berücksichtigung zu
verschaffen, als er bisher fand. Daß in der Praxis diesem Be-
streben nach präzisen Zeitangaben verschiedene, weiter oben
schon angegebene Umstände im Wege stehen, die sich besonders
bei einem Sekunden- oder Minutentode geltend machen, sollte
uns doch nicht hindern, jede sich bietende Gelegenheit zu be-
nützen, die Sterbedauer möglichst präzis festzustellen, nachdem
jetzt die Bedeutung ihrer Kürze für die Erklärung vieler ganz
plötzlicher Todesfälle dargelegt ist.

Mit dem Umstande, daß für die Besprechung des Sekundenherztodes nur die ganz plötzlichen Todesfälle in Betracht kommen,
hängt es auch zusammen, daß alle Todesfälle, deren „Plötzlich-

keit“ sich nach den jeweiligen Angaben auf viele Minuten erstreckt, nicht in den Kreis der Erörterungen gezogen worden sind.

Naturgemäß wurde besondere Aufmerksamkeit jenen Todesfällen zugewendet, für deren Plötzlichkeit die Sektion keinen entsprechenden Befund ergibt. Zu diesen gehören einerseits jene, bei denen sich zwar deutliche anatomisch feststellbare Herzveränderungen vorfinden, die aber die Plötzlichkeit des Todes nicht erklären, wie auch andererseits solche, bei denen der Herzbefund so gering ist, daß er vom anatomischen Standpunkte aus, ganz abgesehen von der Plötzlichkeit des Todes, oft auch nicht erkennen läßt, ob überhaupt ein Herztod vorliegt.

Es ist klar, daß in allen den genannten Fällen die vor und während des Sterbens an ihnen gemachten Beobachtungen von besonderer Wichtigkeit sind. Wie dadurch die Notwendigkeit des engen Zusammenarbeitens des Arztes mit dem pathologischen Anatomen neuerdings beleuchtet wird, so weist der in diesem Buche besprochene Tod durch Herzkammerflimmern auch wiederum auf die Bedeutung des Zusammenwirkens des experimentellen Pathologen mit jenen Beiden hin, ein Zusammenwirken, dessen Notwendigkeit den Medizin-Studierenden beim Unterricht in der pathologischen Physiologie in viel größerem Ausmaße noch gelehrt werden sollte, als es im allgemeinen bis jetzt der Fall ist.

Literatur.

Airila, J., Über die Ursache der tödlichen Blutdrucksenkung im akuten anaphylaktischen Schock beim Kaninchen. Skand. Arch. f. Physiol. 31, 388. 1914.

Aschoff, L. und S. Tawara, Das Reizleitungssystem des Säugetierherzens. Verlag von Gustav Fischer, 1906.

— — Die heutige Lehre von den pathologisch-anatomischen Grundlagen der Herzschwäche. Verlag von Gustav Fischer, 1906.

— Die Herzstörungen in ihren Beziehungen zu den spezifischen Muskelsystemen des Herzens. Verhandl. d. deutsch. pathol. Ges. 1910.

Aubert, H. und A. Dehn, Über die Wirkungen des Kaffees, des Fleischextraktes und der Kalisalze auf Herztätigkeit und Blutdruck. Pflügers Arch. 9, 115. 1874.

Barbèra, A.. G, Ein Gefässnervenzentrum im Hundeherzen. Zeitschr. f. Biol. 36, 259. 1898.

Batelli, F., Die Schädigungen durch Elektrizität. Handb. d. ges. med. Anwendungen der Elektrizität. 1, 503. Verlag von Dr. Werner Klinkhardt, Leipzig 1909.

Bauer, J., Konstitutionelle Disposition zu inneren Krankheiten. Verlag von J. Springer, 1917.

Bäumler, Ch., Vollständiger Herzstillstand, anfallsweise im Cheyne-Stokesschen Atmen bei einem jugendlichen Herzkranken auftretend. Zentralbl. f. Herz- u. Gefäßkrankh. 4. Jahrg. Nr. 1. 1912.

Bayliß und Starling, Journ. of Physiol. 13, 407. 1892.

v. Bezold, Über die Veränderungen des Herzschlags nach Verschließung der Koronararterien. Untersuchungen a. d. physiol. Labor. zu Würzburg 1, 1867.

Boruttau, H., Der Tod durch Elektrizität, Verhütung der Unfälle durch Starkstrom und Wiederbelebung durch elektrischen Strom Verunglückter. Berl. klin. Wochenschr. S. 912. 1916.

— Todesfälle durch therapeutische Wechselstromanwendung und deren Verhütung. Deutsche med. Wochenschr. Nr. 26. 1917.

Brandenburg, K. und P. Hoffmann, Med. Klin. Nr. 1. 1912.

v. Brunn, M., Die Allgemeinnarkose. Neue Deutsche Chir. 5, 1913.

Chiari, H., Handbuch d. ärztl. Sachverständigentätigkeit. 2. Die Leichenerscheinungen und die Leichenbeschau. Verlag von W. Braumüller, 1913.

Cohnheim, J. und v. Schultheß-Rechberg, Über die Folgen der Kranzarterienverschließung für das Herz. Virch. Arch. 85, 503. 1881.

Deneke, Th. und H. Adam, Beobachtungen am isolierten überlebenden menschlichen Herzen. Zeitschr. f. exp. Pathol. u. Therap. 2, 431. 1906.

Ehrnrooth, E., Über plötzlichen Tod durch Herzlähmung. Berlin, Verlag Aug. Hirschwald, 1904.

Einbrodt, Über Herzreizung und ihr Verhältnis zum Blutdruck. Sitzgs.-Ber. d. Wien. Akad. d. Wissensch. 38, Heft 3. 1859.

Fischel, R., Über Tonusänderungen und die anderen graphisch an den vier Abteilungen des Säugetierherzens bei elektrischer Reizung desselben zu ermittelnden Erscheinungen. Arch. f. exp. Pathol. u. Pharm. 38, 228. 1897.

Frank, A., Münch. med. Wochenschr. Nr. 11. S. 393. 1916.

Fredericq, L., Travaux du Laboratoire. Liège 2, 133. 1887/88.

Fürth, Starkstromunfälle im Felde. Münch. med. Wochenschr. Nr. 28. S. 926. 1917.

Ganter, G. und A. Zahn, Zur Lokalisation der automatischen Kammerzentren. Zentralbl. f. Physiol. 27, Nr. 4. 1913.

— — Experimentelle Untersuchungen am Säugetierherzen über Reizbildung und Reizleitung in ihrer Beziehung zum spezifischen Muskelgewebe. Pflüg. Arch. 145, 335. 1912.

Gaskell, Schäfers Textbook (2). S. 179.

Gley, Arch. de physiologie. p. 742. 1891.

Gottlieb, R., Zur Herzwirkung des Kampfers. Zeitschr. f. exp. Pathol. u. Therap. 2, 384. 1905.

— Über die Einwirkung des Kampfers auf das Herzflimmern. Zeitschr. f. exp. Pathol. u. Therap. 3, 583. 1906.

Groß, E., Pflüg. Arch. 99, 264. 1903.

Guttmann, Virch. Arch. 35, 465.

Haberlandt, L., Zur Physiologie des Atrioventrikulartrichters des Froschherzens. Zeitschr. f. Biol. 61 u. 63, 1913; 65, 1914; 66, 1915; 67, 1916 u. 67, 1917.

— Das Herzflimmern. Samml. anat. u. physiol. Vortr. 26. Heft. Verlag H. Fischer, 1914.

Heitz, J. und H. Clarac, La mort subite dans l'arrhythmie complète. Arch. des Mal. du Cœur. 3. 175. 1913.

Hering, H. E., Die myoerethischen Unregelmäßigkeiten des Herzens. Prag. med. Wochenschr. Nr. 1—2. 1901.

— Über die Wirksamkeit des Akzelerans auf die von den Vorhöfen abgetrennten Kammern isolierter Säugetierherzen. Zentralbl. f. Phys. Heft 1. 1903.

— Analyse des Pulsus irregularis perpetuus. Prag. med. Wochenschr. Juli. 1903.

— Einiges über die Ursprungsreize des Säugetierherzens und ihre Beziehung zum Akzelerans. Zentralbl. f. Physiol. 19, Nr. 5. 1905.

— Beobachtungen an einem künstlich wiederbelebten menschlichen Herzen. Verhandl. d. 22. Kongr. f. inn. Med. S. 205. 1905.

— Die Unregelmäßigkeiten des Herzens. Referat auf dem 23. Kongr. f. inn. Med. 1906.

— Akzeleransreizung kann das schlaglose Säugetierherz zum automatischen Schlagen bringen. Pflüg. Arch. 115, 354. 1906.

Hering, H. E., Über den normalen Ausgangspunkt der Herztätigkeit und seine Änderung unter pathologischen Umständen. Münch. med. Wochenschr. Nr. 17. 1909.
— Nachweis, daß die Verzögerung der Erregungsüberleitung zwischen Vorhof und Kammer des Säugetierherzens im Tawaraschen Knoten erfolgt. Pflüg. Arch. 131, 1910.
— Die Herzstörungen in ihren Beziehungen zu den spezifischen Muskelsystemen des Herzens. Ref., Verhandl. d. Deutsch. pathol. Ges. April 1910.
— Über sukzessive Heterotopie der Ursprungsreize des Herzens und ihre Beziehung zur Heterodromie. Pflüg. Arch. 136, 1910.
— Über ein postmortales Auskultationsphänomen beim Menschen. Deutsche med. Wochenschr. Nr. 1. 1911.
— Die neuromyogene Herztätigkeit. Zentralbl. f. Herz- u. Gefäßkrankh. März 1912.
— Über plötzlichen Tod durch Herzkammerflimmern. Münch. med. Wochenschr. Nr. 14 u. 15. April 1912.
— Die Lokalisation im Herzen. Wien. klin. Wochenschr. Nr. 40. 1912.
— Über die Koeffizienten für das Auftreten postmortaler Herzkontraktionen. Med. Klin. Nr. 43. 1912.
— Die Koeffizientenlehre (Pluralität der Ursachen). Die Naturwissenschaften, Heft 7. 1913.
— Über den Minutentod beim Irregularis perpetuus ohne Erklärung der Plötzlichkeit des Todes durch die Sektion. Prag. med. Wochenschr. Nr. 38. 1913.
— Rhythmische Vorhoftachysystolie und Pulsus irregularis perpetuus. Münch. med. Wochenschr. Nr. 41/42. 1914.
— Über erregende Wirkungen des Kaliums auf das Säugetierherz (Extrasystolische Tachykardie, Flimmern). Pflüg. Arch. 161, 1915.
— Über die fördernde Wirkung des Morphiums auf die heterotope Reizbildung im Herzen. Deutsche med. Wochenschr. Nr. 39. 1915.
— Über die Koeffizienten, die im Verein mit Koronararterienverschluß Herzkammerflimmern bewirken. Pflüg. Arch. 163, 1. 1915.
— Zur Erklärung des plötzlichen Todes bei Angina pectoris. Münch. med. Wochenschr. Nr. 44. 1915.
— Der plötzliche Tod in der Chloroformnarkose. Münch. med. Wochenschr. Nr. 15. 1916.
— Der Sekundenherztod. Deutsche med. Wochenschr. Nr. 17. 1916.
— Sinusströme als Koeffizienten in Fällen von Sekundenherztod. Münch. med. Wochenschr. Nr. 32. 1917.
Hoffa und Ludwig, Einige neue Versuche über Herzbewegungen. Zeitschrift f. ration. Med. 9, 107. 1849.
Hoffmann, A., Über die häufigsten Ursachen plötzlicher Todesfälle. Zeitschr. f. ärztl. Fortbild. 8. Jahrg. Nr. 4. 1911.
— Die Elektrographie. Verlag J. F. Bergmann, 1914.
Hoffmann, P. und E. Magnus Alsleben, Über die Maximalfrequenz, in der die Teile eines Warmblüterherzens zu schlagen vermögen. Zeitschr. f. Biol. 65, 139. 1915.
Hofmann, F. B., Nagels Handb. d. Physiol. d. Mensch. 1, 239. 1905.
Jellinek, Studien über die Wirkung elektrischer Starkströme auf die einzelnen Organsysteme im Tierkörper. Pflüg. Arch. 124, 271. 1908.

John, M., Weitere klinische Erfahrungen über intravenöse Suprarenininjektionen bei schweren Herz- und Gefäßkollapsen. Münch. med. Wochenschr. Nr. 47. 1909.

Jolly and Ritchie Heart. 2, 177. 1911.

Kahn, R. H., Beiträge zur Kenntnis des Elektrokardiogramms. Pflüg. Arch. 126, 220. 1909.

— Elektrokardiogrammstudien. Pflüg. Arch. 140, 637. 1911.

Knoll, Ph., Graphische Versuche an den vier Abteilungen des Säugetierherzens. Sitzungsber. d. Wien. Akad. d. Wiss. 103, 1894.

— Über die Wirkung des Herzvagus bei Warmblütern. Pflüg. Arch. 67, 587. 1897.

Kolisko, A., Plötzlicher Tod aus natürlicher Ursache. Handb. d. ärztl. Sachverst.-Tätig. Verlag W. Braumüller, 1913.

Krehl, L., Die Erkrankungen des Herzmuskels. Nothnagels spez. Pathol. u. Therap. 2. Aufl. 1913.

Kronecker, H., Das Koordinationszentrum für den Herzkammerschlag. Deutsch. med. Wochenschr. Nr. 33. S. 364. 1884.

— und F. Schmey, Das Koordinationszentrum der Herzkammerbewegungen. Sitzungsber. d. Preuß. Akad. d. Wiss. 1884.

— Über Störungen der Koordination des Herzkammerschlages. Zeitschr. f. Biol. 34, 1897.

Langendorff, O., Untersuchungen am überlebenden Säugetierherzen. Pflüg. Arch. 61, 319. 1895 und 66, 384. 1897.

— Über das Wogen und Flimmern des Herzens. Pflüg. Arch. 70, 281. 1898.

Levy, G. und Th. Lewis, Heart. 3, Nr. 1. 1911.

— Heart. 4, Nr. 4. 1913 und 5, Nr. 3. 1914.

Lohmann, A., Zur Automatie der Brückenfasern und der Ventrikel des Herzens. Arch. f. Anat. u. Physiol. S. 445. 1904.

Magnus, R., Arch. f. exp. Pathol. u. Pharm. 47, 200. 1902.

Mautner, H. und E. P. Pick, Über die durch „Schockgifte" erzeugten Zirkulationsstörungen. Münch. med. Wochenschr. Nr. 34. 1915.

Mayer, S., Über die direkte elektrische Reizung des Säugetierherzens. Sitzungsber. d. Wien. Akad. d. Wiss. 68, 1873.

Meinold, G., Thymusdrüse. Deutsche med. Wochenschr. Nr. 34. 1913.

Michaelis, Zeitschr. f. klin. Med. 24, 270.

Mönckeberg, J. W., Untersuchungen über das Atrioventrikularbündel im menschlichen Herzen. Verlag H. Fischer, 1908.

— Herzschwäche und plötzlicher Herztod als Folge von Erkrankungen des Atrioventrikularsystems. Ergebn. d. allg. Pathol. u. pathol. Anat. 14. Jahrg. 1910.

Nothnagel, H., Das Sterben. 2. Aufl. Verlag M. Perles, 1908.

Neubürger, Th. und L. Edinger, Einseitiger fast totaler Mangel des Zerebellums. Varix oblongatae. Herztod durch Akzessoriusreizung. Berl. klin. Wochenschr. Nr. 4. 1898.

Neumann, R., Untersuchungen über die Wirkung galvanischer Ströme auf das Frosch- und das Säugetierherz. Pflüg. Arch. 29, 1886.

Nobel, E. und C. J. Rothberger, Über die Wirkung von Adrenalin und Atropin bei leichter Chloroformnarkose. Zeitschr. f. d. ges. exp. Med. 3, Heft 3. 1914.

Paltauf, A., Über die Beziehungen des Thymus zu plötzlichen Todesfällen.
    Wien. klin. Wochenschr. Nr. 46. 1889 u. Nr. 9. 1890.
Porter, Journ. of Physiol. 15, Nr. 3. 1893; Physiol. Zentralbl. 9, Nr. 22.
    1896.
— Americ. Journ. of Physiol. 1, 71. 1898.
Rihl, J., Analyse von fünf Fällen von Überleitungsstörungen. Zeitschr.
    f. exp. Pathol. u. Therap. 2, 87. 1905.
— Über Vaguswirkung auf die automatisch schlagenden Kammern des
    Säugetierherzen. Pflüg. Arch. 114, 1906.
— Klinische Beobachtungen über die Beziehung des Vagus zu Extrasystolen.
    Verhandl. d. Deutsch. Kongr. f. inn. Med. 1912.
— Klinische Beobachtungen über Verstärkung des Kammeralternans und
    Abschwächung der Kammerkontraktion durch Vagusreizung. Zeit-
    schr. f. exp. Pathol. u. Therap. 11, 1912.
Rothberger, C. J. und H. Winterberg, Über das Elektrokardiogramm
    bei Flimmern der Vorhöfe. Pflüg. Arch. 131, 1910.
— — Über die Beziehungen der Herznerven zur automatischen Reizer-
    zeugung und zum plötzlichen Herztode. Pflüg. Arch. 141, 1911.
— — Über die experimentelle Erzeugung extrasystolischer ventrikulärer
    Tachykardie durch Akzeleransreizung. Pflüg. Arch. 142, 1911.
— — Über den Einfluß von Strophantin auf die Reizbildungsfähigkeit der
    automatischen Zentren des Herzens. Pflüg. Arch. 150, 1913.
— — Über die Pathogenese der Flimmerarrhythmie. Wien. klin. Wochen-
    schrift. Nr. 20. 1914.
— — Über die Entstehung und die Ursache des Herzflimmerns. Zentralbl.
    f. Herz- u. Gefäßkrankh. Nr. 23 u. 24. 1914.
— — Das Flimmern der Herzkammern. Zeitschr. f. d. ges. exp. Med.
    4, 1916.
Samuelson, Zeitschr. f. klin. Med. 2. S. 12; Med. Zentralbl. Nr. 12. 1880.
Schultz, W. H., Journ. of pharm. and exp. therap. 1, Nr. 3. 1910; 2, 1910;
    3, 1912.
Seligmann, E., Zur Kreislaufswirkung des Kampfers. Arch. f. exp.
    Pathol. u. Pharm. 52, 1905.
Steiger, O., Über plötzliche Todesfälle (sog. Minutenherztod) bei Insuf-
    fizienz des Adrenalsystems speziell bei Nebennierenerkrankungen
    (Morbus Addisoni). Korresp.-Bl. f. Schweiz. Ärzte. Nr. 14. 1917.
v. Tabora, D., Über die experimentelle Erzeugung von Kammersystolen-
    ausfall und Dissoziation durch Digitalis. Zeitschr. f. exp. Pathol.
    u. Therap. 3, 499. 1906.
Tigerstedt, R., Skand. Arch. f. Physiol. 5, 67. 1894.
Trendelenburg, W., Untersuchungen über das Verhalten des Herzmuskels
    bei rhythmischer elektrischer Reizung. Arch. f. Anat. u. Physiol.
    271. 1903.
Vulpian, Arch. de physiol. norm. et pathol. 6, 975. 1874.
Weiland, W., Experimentelle Untersuchung an Säugetierherzen über den
    fördernden Einfluß der Vaguserregung auf das Auftreten von Extra-
    systolen. Zeitschr. f. exp. Pathol. u. Therap. 9, 1911.
Weil, A., Ergebnisse des Vagusdruck-Versuches. Arch. f. klin. Med. 1916.
Wenckebach, K. F., Die unregelmäßige Herztätigkeit und ihre klinische
    Bedeutung. S. 168. 1914.

Wiesel, J., Krankheiten der Nebennieren, S. 348; Der Status thymico-
lymphaticus, S. 380; Handb. d. Neurol. 4, 1913.
Mc William, J. A., Fibrillar contraction of the heart. Journ. of Physiol.
8, 296. 1887.
— On the phenomena of inhibition in the mammalian heart. Journ. of
Physiol. 8, 1887.
Winterberg, H., Studien über Herzflimmern. Pflüg. Arch. 117, 1907;
122, 1908; 128, 1909.
— Über Herzflimmern und seine Beeinflussung durch Kampfer. Zeitschr.
f. exp. Pathol. u. Therap. 182, 1906.
Zahn, A., Experimentelle Untersuchungen über Reizbildung im Atrio-
ventrikularknoten und Sinus coronarius. Physiol. Zentralbl. 26,
Nr. 12. 1912.